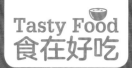
Tasty Food
食在好吃

老年人养生
这样吃最好

甘智荣 主编

江苏凤凰科学技术出版社
·南京·

图书在版编目（CIP）数据

老年人养生这样吃最好/甘智荣主编 . -- 南京：
江苏凤凰科学技术出版社，2015.10（2020.10 重印）
（食在好吃系列）
ISBN 978-7-5537-4262-5

Ⅰ . ①老… Ⅱ . ①甘… Ⅲ . ①老年人 – 食物养生 – 食
谱 Ⅳ . ① R247.1 ② TS972.163

中国版本图书馆 CIP 数据核字 (2015) 第 050944 号

老年人养生这样吃最好

主　　　编　甘智荣
责 任 编 辑　葛　　昀
责 任 监 制　方　　晨

出 版 发 行　江苏凤凰科学技术出版社
出版社地址　南京市湖南路 1 号 A 楼，邮编：210009
出版社网址　http://www.pspress.cn
印　　　刷　天津丰富彩艺印刷有限公司

开　　　本　718mm×1000mm　1/16
印　　　张　10
插　　　页　4
字　　　数　250 000
版　　　次　2015年10月第1版
印　　　次　2020年10月第3次印刷

标 准 书 号　ISBN 978-7-5537-4262-5
定　　　价　29.80元

图书如有印装质量问题，可随时向我社出版科调换。

一书在手，老年养生不用愁

　　人到老年，生理状况、各器官的功能、心理等方面都会发生很大的变化。基于此，老年人的饮食选择及安排，不能等同于普通的成年人，而应有其独特的选择和禁忌。因此，我们要根据老年人的生理特点和营养需求，把食物的特性同老年人的身体状况、消化能力等因素结合起来，进行合理安排，做到膳食结构合理、营养均衡，最终达到使老年人延年益寿、补益五脏、防病祛病的目的。

　　那么，对于老年人来说，哪些食物宜吃，哪些食物忌吃，怎样搭配着吃，显得非常重要的。如果老年人的饮食违背其生理特点，那就可能事与愿违，不仅达不到加强营养、增强体质的目的，甚至有可能造成不良的后果。本书重点针对这个问题，根据老年人的生理变化和营养需求，分三章，结合不同的功效主题，给老年人推荐适合他们的食物。

　　随着年龄的增长，老年人的免疫力逐渐减退，新陈代谢的速度也会减慢，因此，老年人要特别注意日常生活中的保健。在众多需要注意的事项中，饮食尤为重要。因为饮食直接影响着人的身体健康，如果饮食调理得当，身体就会健壮，免疫力也会提高，也就不容易生病了。

　　老年人必须补充的营养物质有：蛋白质、脂肪、碳水化合物、维生素、矿物质等。如果老年人体内缺乏某种必需的营养素，对身体健康会产生一定的影响。当然，过量摄取这些营养素，对身体健康也是不利的。因此，老年人既要保证这些营养素的足量摄取，又不能过多地摄入，所以要通过日常的饮食搭配来合理地获取这些营养素。按需为身体补充的营养成分，不仅对身体健康大有裨益，还可防治疾病。同时，本书专题部分还根据老年人的生理特点，介绍合理运用饮食手段进行调养的方法，既安全、健康，又有效。

　　本书根据不同的功效主题，介绍实用的营养菜谱，详解其原料及制作过程，并详细分析每一道菜的营养与功效，再配上精美、清晰的图片，可以让大家轻松掌握，并在享受美味的同时，还保持着一份健康。

　　我们殷切希望本书能对每位老年朋友都有所帮助，愿本书能让老年朋友安享健康的晚年生活。

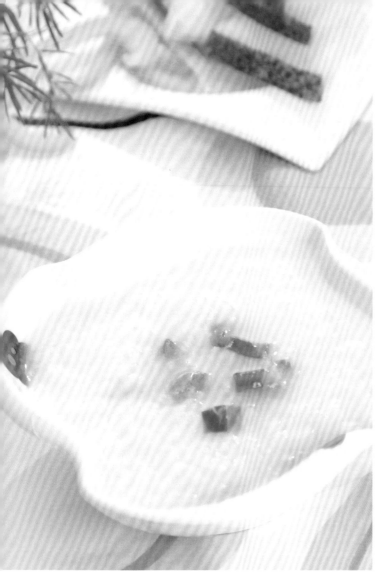

目录　Contents

老年人日常饮食常识

老年人健康长寿八原则　9
老年人一日三餐巧安排　10
老年人饮食"雷区"　10
老年人需要的营养素　12

PART 1
延年益寿篇

蒜末生菜	14
生菜拌牛肉	14
西红柿烧豆腐	15
香油蒜片黄瓜	15
西蓝花拌赤小豆	16
板栗炒芹菜	16
素炒西蓝花	17
洋葱炒西红柿	17
松子仁鸡肉炒玉米	18
西红柿炒鸡蛋	18
香菇豆腐丝	18
枸杞子蒸鳕鱼	19
西红柿豌豆虾仁	19
银鱼干炒南瓜	19
风味炒茄丁	20
清炒芦笋	20
三鲜芦笋	21
莴笋烩蚕豆	21
荞麦凉面	22
蒜香扁豆	22
姜泥猪瘦肉	23
清拌南瓜丝	23
枸杞子拌豌豆	24
牛筋汤	24
菜心炒圣女果	25
蛤蜊拌菠菜	25
黑木耳拌黄豆芽	26
木瓜煲羊肉	26
北京炒面疙瘩	27
南瓜赤小豆炒百合	27
什锦水果杏仁豆腐	28
滑子菇扒小白菜	29
姜汁豆角	29
腰果蹄筋	30
古法蒸鲢鱼	30

草鱼煨冬瓜 31
炒丝瓜 31
凉拌莜麦面 32
毛豆核桃仁 33
糖醋黄瓜 33
黑豆淡菜汤 34
腐竹木耳瘦肉汤 34
无花果生鱼汤 35
首乌黑豆乌鸡汤 35
荠菜四鲜宝 36
口蘑山鸡汤 36
苦瓜猪脊骨汤 37
莲子乌鸡山药煲 37
人参蜂蜜粥 38
核桃仁拌韭菜 38
胡萝卜红枣汤 39
青鱼片豆腐汤 39
雪梨银耳枸杞子汤 40
蜜枣核桃汤 40
章鱼海带汤 41
豆腐鱼头汤 41
土豆海带煲排骨 42
鸡肉丝瓜汤 42
燕麦猪血粥 43
猪骨芝麻粥 43
黑芝麻果仁粥 44
赤小豆黑米腰花粥 44
莲藕菱角排骨汤 45
冬瓜薏米煲鸭 45
牛奶黑米汁 46
桑葚青梅杨桃汁 46
山药苹果酸奶 47
石榴苹果汁 47
杞菊饮 48
人参红枣茶 49
玫瑰红茶 49
红花绿茶 50
茯苓豆腐 50

PART 2
补益五脏篇

黑芝麻包菜 52
香油拌芹菜 52
牛肉煎饼 52
芝麻红薯 53
黄花菜拌海蜇 53
糖醋藕片 53
黑木耳炒大白菜梗 54
大白菜金针菇 54
白芝麻炒小白菜 55
竹笋扒油菜 55
醋熘西葫芦 56
蒜末茼蒿 56
枸杞叶炒猪心 57
黑木耳炒鸡肝 57
口蘑扒油菜 58
菠菜拌蛋皮 58
甜椒丝炒空心菜 59
熘笋尖 59
豌豆炒香菇 60

蚕豆炒瘦肉 61
黄瓜炒黑木耳 61
赤小豆炒芦荟 62
西蓝花四宝蒸南瓜 63
清炒红薯丝 63
蒜薹炒玉米笋 64
洋葱炒芦笋 64
芦荟炒马蹄 65
开胃脆笋 65
蘑菇蛋卷 66
鲜竹笋炒黑木耳 67
杏仁拌苦瓜 67
柠檬白菜 68
莴笋炒蘑菇 68
芥蓝黑木耳 68
胡萝卜烩黑木耳 69
草菇扒芥菜 69
胡萝卜炒绿豆芽 69
无花果煎鸡肝 70
川乌生姜粥 70
凉拌山药火龙果 71
何首乌炒猪肝 71

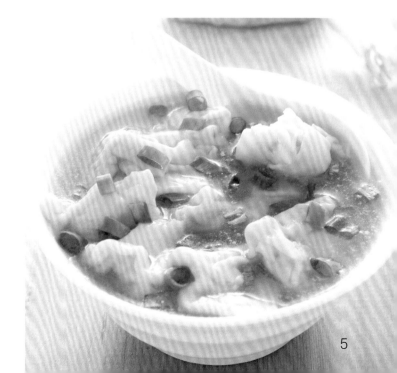

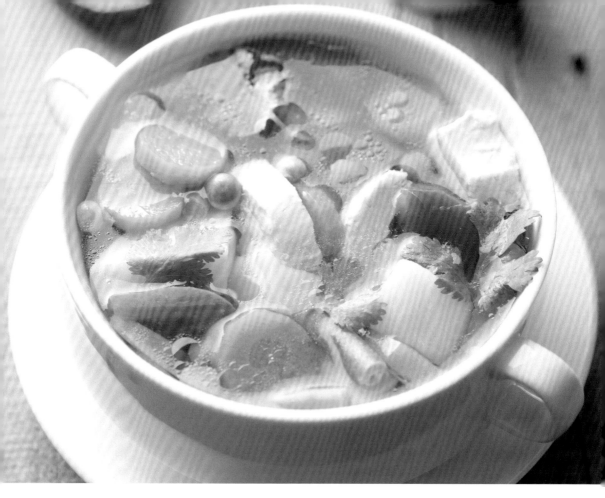

莲子红枣花生汤	72	枸杞子炖甲鱼	79	李子柠檬汁	88
灵芝红枣瘦肉汤	72	生姜肉桂炖猪肚	79	芹菜柿子饮	88
绿豆芽韭菜汤	73	党参枸杞子猪肝粥	80	草莓芒果芹菜汁	89
山药炖鸡汤	73	川贝杏仁粥	80	香蕉火龙果汁	89
桑枝鸡汤	74	枸杞子粥	81	板蓝根西瓜汁	90
冬瓜春菜汤	74	麦门冬石斛粥	81	桑葚蓝莓汁	90
赤小豆薏米汤	74	核桃仁粥	82	杏仁哈密瓜汁	91
香菇白菜魔芋汤	75	荠菜粥	82	西瓜木瓜汁	91
归芪猪肝汤	75	桂圆榛子粥	83	钩藤白术饮	92
茱萸枸杞子瘦肉汤	75	花生瓜子芦荟粥	83	丹参红花酒	92
山药枸杞子羊排汤	76	香蕉松子仁双米粥	84	柴胡香附茶	93
西洋参排骨滋补汤	76	红枣柏子仁小米粥	84	灵芝玉竹麦门冬茶	93
党参枸杞子猪肝汤	77	红花糯米粥	85	山楂茯苓槐花茶	94
猪腰补肾汤	77	党参白术茯苓粥	85	何首乌泽泻茶	94
葡萄干红枣汤	78	百合大米豆浆	86	银鱼苋菜羹	95
银耳山药甜汤	78	丹参山楂大米粥	86	黑豆牛蒡炖鸡汤	95
核桃冰糖炖梨	78	莴笋菠萝汁	87	花豆炒虾仁	96
牡蛎酸菜汤	79	雪蛤枸杞子甜汤	87	大麦茶	96

PART 3
防病祛病篇

芹菜炒饭	98
芹菜炒豆干	98
菊参肉片	98
素凉面	99
煮土豆球	99
蜜汁红薯	99
蔬菜拉面	100
三鲜猴头菇	101
茶树菇蒸草鱼	101
南瓜炒洋葱	102
凉拌海藻丝	102
干贝蒸萝卜	103
清炒刀豆	103
花菜拌西红柿	104
鲍汁鸡腿菇	105
高汤竹荪扒金针菇	105
炝炒蕨菜	106
凉拌玉米南瓜籽	106
花生仁拌白萝卜	106
草菇炒西蓝花	107
驴肉拌万年青	107
海蜇拌土豆丝	107
黑木耳青菜	108
蒜末丝瓜	108
牛肉菠萝盅	109
葱熘海参	109
清蒸武昌鱼	110
苦瓜炒鳝片	110
薏米黄瓜拌海蜇	111
芦笋黑木耳炒河蚌	111
蟹块煮南瓜	112
蒜末蒸扇贝	112
芦荟炒苦瓜	112
板栗饭	113

牛奶煲木瓜	113
拌双耳	113
芹菜拌玉米	114
家乡白萝卜拌海蜇	114
胡萝卜炒肉丝	115
枸杞子芥蓝	115
豆豉炒空心菜梗	116
芹菜炒香菇	116
干贝黄瓜盅	117
豌豆烧兔肉	117
金针菇拌茭白	118
黄豆芽拌海蜇皮	118
菠菜柴鱼卷	119
蒜薹炒山药	119
凉拌马齿苋	120
芹菜百合	120

蒜炒马蹄	121
金枪鱼卷	121
银鱼苦瓜	122
黑芝麻拌莴笋丝	122
附子生姜煨狗肉	123
红枣芹菜汤	123
桑白杏仁排骨汤	124
荷兰豆马蹄芹菜汤	124
豆腐浆	125
罗汉果鸡汤	125
柚子炖鸡	126
参片莲子汤	126
红枣鸡汤	127
苦瓜黄豆牛蛙汤	127
浓汤杂菌煲	128
黄芪蔬菜汤	129

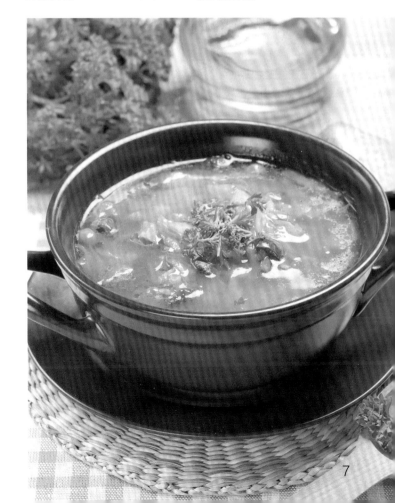

山药绿豆汤	129	白芍山药鸡汤	135	菠菜柠檬橘汁	143
山楂降压汤	130	鸽肉莲子汤	136	草莓豆浆蜂蜜汁	144
山药豆腐汤	130	苦瓜煲鹌鹑	136	芹菜橘子哈密瓜汁	144
牛地玄参汤	130	马齿苋杏仁瘦肉汤	137	葡萄苹果汁	145
灵芝黄芪猪蹄汤	131	豆浆南瓜球	137	牛蒡芹菜汁	145
冬瓜薏米兔肉汤	131	冬瓜排骨粥	138	黄瓜木瓜柠檬汁	146
紫菜蛋花汤	131	泽泻枸杞子粥	138	芹菜苹果汁	146
黑木耳煲牛百叶	132	果仁鸡蛋羹	139	清新蓝莓汁	147
山药糙米鸡	132	牡蛎豆腐羹	139	桂枝二参茶	147
甲鱼海带汤	133	山楂苹果羹	140	仙人掌绿茶饮	148
核桃烧鲤鱼	133	核桃莲子黑米粥	140	山楂薏米荷叶茶	148
丝瓜银花饮	134	金橘番石榴苹果汁	141	大白菜炒双菇	149
苦瓜海带瘦肉汤	134	胡萝卜蜜桃饮	141	蒜末芥菜	149
冬瓜排骨汤	134	杨桃柳橙汁	142	橙汁马蹄	150
冬瓜赤小豆汤	135	包菜猕猴桃柠檬汁	142	素炒黄豆芽	150
黄连杏仁胡萝卜汤	135	韭菜香瓜柳橙汁	143	猪骨海带汤	151
				素烧冬瓜	151
				五加皮炖鸡	152
				虾皮炒西葫芦	152
				葱白红枣鸡肉粥	153
				炮姜薏米粥	153
				桂圆山药红枣汤	154
				冬瓜竹笋汤	154
				金针菇炒绿豆芽	155
				薏米白果粥	155
				胡萝卜土豆丝	156
				赤小豆竹笋汤	156
				赤小豆冬瓜老鸭汤	157
				香蕉燕麦牛奶	157
				韭菜炒绿豆芽	158
				大刀莴笋片	158
				柚子黄豆浆	159
				贡梨酸奶	159
				芙蓉南瓜	160
				沙姜拌菠菜	160

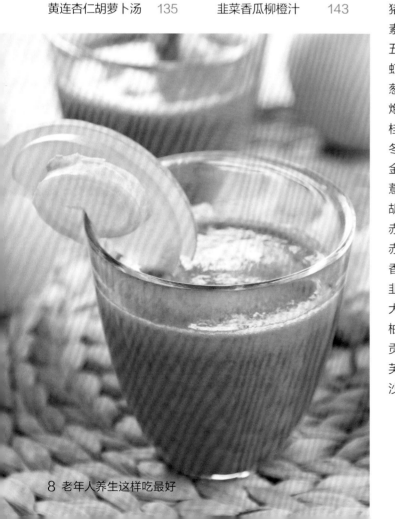

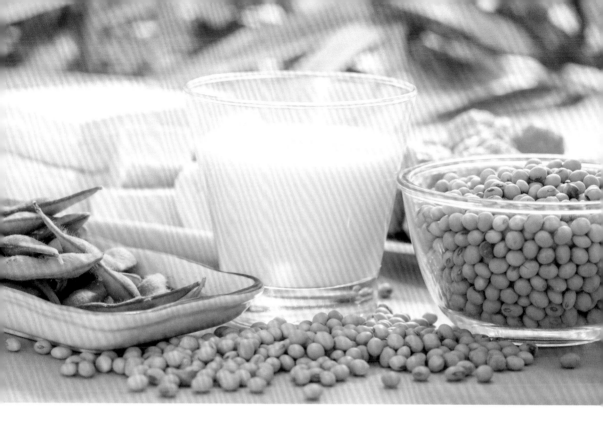

老年人日常饮食常识

老年人健康长寿八原则

很多老年人因为身体的原因，消化功能发生了变化，心血管系统和其他器官的功能也开始退化了，致使身体出现消化及吸收不良等比较明显的特点，因此我们更应该注意老年人的饮食。

饮食宜热

老年人的抵抗力差，如果吃冷食会引起胃壁血管收缩，使供血减少，并反射性引起其他内脏血液循环量减少，不利健康。因此，老年人的饮食应稍热一些，以适口进食为宜。

吃饭宜早

"早"就是到了饭点就得吃饭。另外，从中医的角度讲，早上7~9点是胃经当令的时候，所以早饭最好安排在这个时间。中医认为"胃不和则卧不安"，因此晚饭也应尽量早吃。晚餐吃得太晚，不仅会囤积热量、影响睡眠，而且容易引起尿路结石。

饭菜宜香

老年人味觉减退、食欲较差，吃东西时常觉得缺少滋味。因此，为老年人做饭菜时，要注意色、香、味的搭配，以提高老年人的食欲。

饭菜宜软

老年人牙齿常有松动和脱落的现象，咀嚼肌肌力变弱，消化液和消化酶分泌量减少，胃肠消化功能降低，因此，饭菜质地以软烂为好，可采用蒸、煮、炖、烩等烹调方法。选择的食物尽量避免膳食纤维较粗、不易咀嚼的食品。

质量宜好

老年人体内代谢以分解代谢为主，需用较多的蛋白质来补充组织蛋白的消耗。可多吃些鸡肉、鱼肉、兔肉、羊肉、牛肉、猪瘦肉以及豆类制品，这些食品所含蛋白质均属优质蛋白质，营养丰富，容易消化。

食物宜杂

"杂"指粗粮、细粮要合理搭配，主食品种要多样化。由于谷类、豆类、鱼类等食品的营养成分不同，多种食物的合理搭配有利于各种营养物质的补充和吸收。

蔬菜宜多

新鲜蔬菜是老年人健康的关键，它不仅含有丰富的维生素 C 和矿物质，还有较多的膳食纤维，可以保护心血管、防癌、防便秘。老年人每天的蔬菜摄入量应不少于 250 克。

食量宜少

古人常说"饭吃八分饱，少病无烦恼"，就是说每顿饭不要吃过饱，给肚子留两分的空间。如果长期贪多求饱，既增加胃肠的负担，又容易诱发或加重心脑血管疾病。

老年人一日三餐巧安排

对于老年人来说，热量的摄入量可以随着年龄的增长相应地减少，这样也有利于防止肥胖导致的各种慢性疾病。那么，如何合理安排老年人的一日三餐呢？

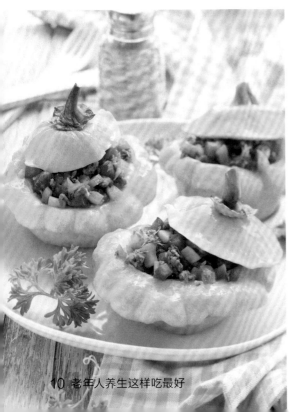

早餐

老年人早餐的最佳时间在早上 7~9 点。因为人体经过一夜睡眠，绝大部分器官得到了充分的休息，但是消化系统在夜间仍旧工作繁忙，紧张地消化，到早晨才处于休息状态，至少需要 2 小时，才能恢复正常功能。而且老年人各个组织器官的功能都已经逐渐衰退，如果过早进食早餐，机体的能量被转化用来消化食物，血液循环会受到干扰，代谢物不能及时被排出，而积存在体内，则会成为各种老年性疾病的诱发因子。

午餐

午餐有"承上启下"的作用，既要补充早餐后 3~5 小时的能量消耗，又要为下午 3~4 小时的生活做好必要的营养储备。如果午餐吃不好，到了下午 3~5 点，人体就容易出现明显的低血糖反应，表现为头晕、嗜睡，甚至心悸、出虚汗等，严重的还会导致昏迷。因此，午餐应该吃好，还要吃饱。

晚餐

晚餐至少要在睡前 2 小时进食。如果晚餐吃得过多、过饱，人体不容易消化也会影响睡眠，而且多余的热量会合成脂肪，堆积在体内，易使人发胖。此外，摄入的热量过多会引起血中胆固醇水平增高，容易诱发多种老年性疾病，同时也会增加胃肠等消化系统的负担，这对老年人的健康很不利。因此，建议老年人晚餐少吃一些，摄取的热量不能超过全天摄取总热量的 30%。

老年人饮食"雷区"

老年人要控制油脂摄取量

老年人由于身体的特殊性，摄取的油脂要以植物油为主，动物性油脂（猪油、牛油等）应尽量少吃，最好是多不饱和脂肪酸（花生油、橄榄油等）和单不饱和脂肪酸（玉米油、葵花籽油等）轮换着食用，以保证各种脂肪酸的均衡摄入。甜点糕饼类的零食属于高脂肪食物，油脂含量很高，老年人应该尽量少吃。另外，

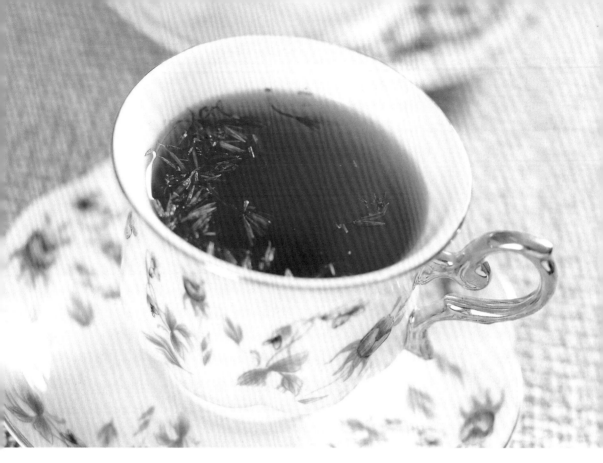

烹调食物时，要尽量避免采用油炸的方式。因为多不饱和脂肪酸是人体细胞膜的重要原料之一，但其性质最不稳定，在高温下，最容易被氧化变成对身体有害的物质。

老年人不宜用铝或铝合金餐具进食

铝或铝合金曾经被广泛地应用，起初还用于餐具的制造上。但科学家研究发现，阿尔茨海默病主要是由于铝元素在人体，特别是在大脑皮质内沉积所致。其主要表现为智力障碍、精神错乱、步态失调、意识模糊、言语颠倒等。

因此，老年人应尽量不使用铝或铝合金餐具，特别是不要用铝质餐具长时间存放腌制食品或咸、酸、碱性食物及菜肴，以减少铝元素的摄入量。

老年人不宜暴饮暴食

老年人由于消化功能减退，解毒能力低下，血管弹性变弱，尤其是不少人还患有动脉硬化，更经不起暴饮暴食所带来的危害。暴饮暴食会严重地破坏老年人的饮食平衡，加重胃肠负担，

会引起消化不良，并引发胃痛、呕吐、腹胀、嗳气等症状，严重者可导致胃炎、肠炎、胰腺炎、胃穿孔等。

老年人不要懒于咀嚼

咀嚼可刺激自主神经，使营养代谢加快，帮助消化，产生饱腹感。人上了年纪，由于牙齿不好，常会吃柔软或容易消化的食物，并懒于咀嚼，这样反而不利于老年人的身体健康。主要原因有二：一是缺少咀嚼，不利于食物营养的消化和吸收，咀嚼的目的是把食物磨碎，并使食物与唾液充分搅匀，使之在口腔中得到初步消化，便于身体吸收营养成分，而"狼吞虎咽"却使这个过程大大缩短；二是懒于咀嚼，会减少人体应有的生理性刺激，会影响牙齿的健康。

老年人不宜偏食

老年人由于味觉的衰退以及食欲不好，常有偏食的饮食习惯，他们只喜欢吃某一种食物或某一类食物，这种习惯是应该纠正的。因为

食物有五味和不同功效，偏食则对身体不利。因此，食物不仅要清淡，忌腻、忌咸，还要做到食物的合理搭配，才能使老年人在各种食物中得到不同的营养素，以满足其生理功能的基本需求。

老年人不宜常吃精米、精面

生活水平提高了，现代人的食物也变得越来越精细，很多老年人都以精细加工的米面为主食。但是，如果长期只吃这些精细的食物，非常容易造成老年人营养缺乏。精米、精面在加工过程中，糠麸明显减少，其中的膳食纤维也会减少，营养价值也大大降低。而在膳食中缺乏膳食纤维的摄入，是导致结肠癌、高胆固醇血症、糖尿病以及便秘、痔疮等病的直接或间接因素。因此，老年人更需要适量食用粗粮。

老年人需要的营养素

蛋白质

蛋白质是生命的物质基础，是机体细胞的重要组成部分，是人体组织更新和修复的主要原料。人体的每个组织，如毛发、皮肤、肌肉、骨骼、内脏、大脑、血液、神经、内分泌系统等都是由蛋白质组成的。随着年龄的增长，老年人体内蛋白质的分解代谢会逐步增加，合成代谢会逐步减少。因而，老年人适当补充蛋白质对于维持机体正常代谢、补充组织蛋白消耗、增强机体抵抗力，具有重要作用。

脂肪

脂肪是构成人体组织的重要营养物质，在大脑活动中起着重要的、不可替代的作用。脂肪具有为人体储存并供给能量、保持体温恒定及缓冲外界压力、保护内脏等作用；并可促进脂溶性维生素的吸收，是身体活动所需能量的主要来源之一。因此，老年人需要适量补充身体必备的脂肪。

碳水化合物

碳水化合物是人体从食物中取得能量最经济和最主要的来源。食物中的碳水化合物分成两类：人可以吸收利用的有效碳水化合物，如单糖、双糖、多糖和人不能消化的无效碳水化合物。碳水化合物是一切生物体维持生命活动所需能量的主要来源。它不仅是营养物质，而且有些还具有特殊的生理活性，例如，肝脏中的肝素有抗凝血作用，也是老年人饮食中必备的营养素。

膳食纤维

膳食纤维是一般不易被消化的食物营养素，主要来自于植物的细胞壁，包含纤维素、半纤维素、树脂、果胶及木质素等。膳食纤维是人们健康饮食不可缺少的，在保持消化系统的健康上扮演着重要的角色。摄取足够的膳食纤维，也可以预防心血管疾病、癌症、糖尿病以及其他疾病。膳食纤维有促进肠道蠕动、增强食欲、减少有害物质对肠壁的侵害、促使排便、减少便秘及其他肠道疾病发生的作用；同时膳食纤维能降低胆固醇，以减少心血管疾病的发生，还能阻碍碳水化合物被快速吸收以减缓血糖上升的速度。

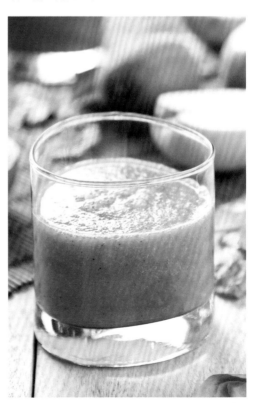

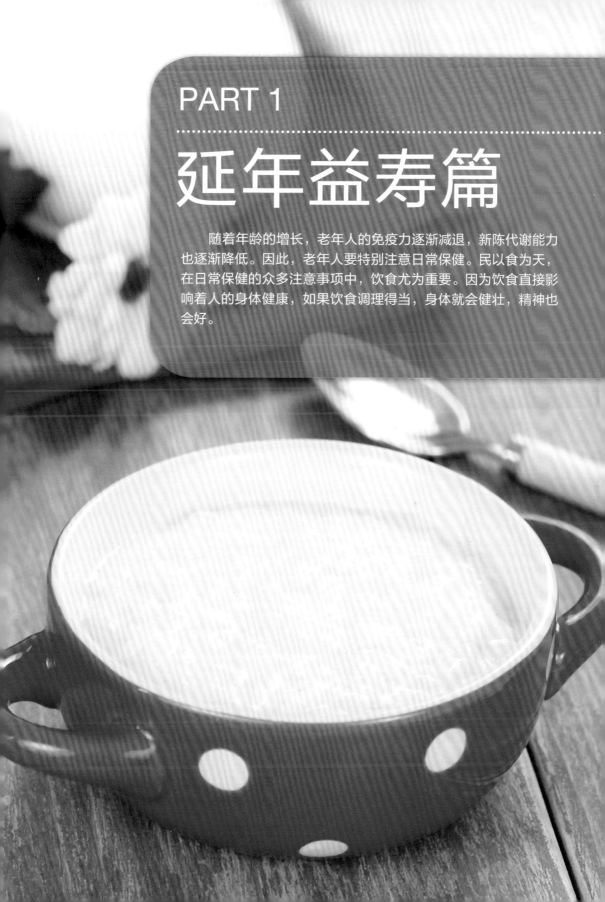

PART 1
延年益寿篇

随着年龄的增长，老年人的免疫力逐渐减退，新陈代谢能力也逐渐降低。因此，老年人要特别注意日常保健。民以食为天，在日常保健的众多注意事项中，饮食尤为重要。因为饮食直接影响着人的身体健康，如果饮食调理得当，身体就会健壮，精神也会好。

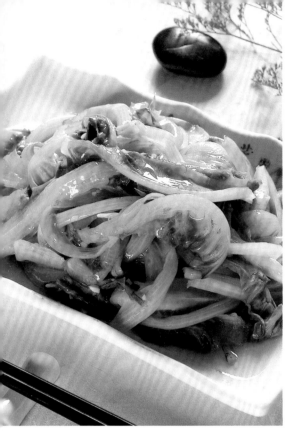

蒜末生菜

材料

生菜 200 克，蒜末 10 克，盐、食用油各适量

做法

1. 将生菜清洗干净。
2. 锅中加适量水，下生菜汆烫，捞出再用冷水冲凉。
3. 锅内下食用油烧热，下入蒜末炒香，下入生菜、盐炒熟即可。

健康指南

　　生菜含有丰富的膳食纤维和维生素 C，有通便排毒、消除多余脂肪的作用，还具有镇痛催眠、辅助治疗神经衰弱的功效；而蒜中含有的硒元素对胰岛素的合成有调节作用。故老年人常食本菜，可以有效调节身体功能。

生菜拌牛肉

材料

牛肉 250 克，生菜 300 克，胡萝卜片适量，盐 4 克，白糖 6 克，香油 8 毫升

做法

1. 将牛肉洗净，切薄片状，备用。
2. 生菜择去根部，一叶一叶地剥开洗净。
3. 锅置火上，将水煮沸，放入生菜、胡萝卜片及牛肉片汆熟取出。
4. 趁食物温热时，将盐、白糖、香油放入拌匀即可。

健康指南

　　牛肉具有补中益气的作用，且富含人体所需的优质蛋白质、铁、B 族维生素等营养成分。老年人常食，可以有效调节脾胃功能，增强抵抗力，并延缓衰老。

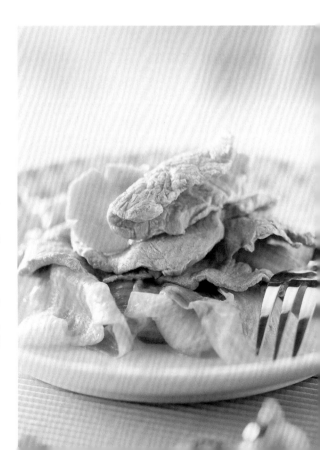

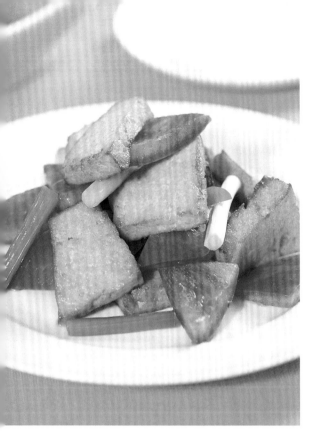

西红柿烧豆腐

材料

嫩豆腐、西红柿各150克，葱段10克，盐适量，淀粉15克，白糖3克，鲜汤、食用油各适量

做法

1. 豆腐洗净，切块汆烫；西红柿洗净，切块。
2. 锅加油烧热，放入豆腐块煎炒至金黄色，加入西红柿块，加入适量盐、白糖、鲜汤，用淀粉勾芡，至熟，撒上葱段，翻炒后盛起即可。

健康指南

　　此菜有降低血液中胆固醇含量的功效，可以有效地防治高脂血症，减缓心血管疾病的发展。老年人多吃西红柿，还有抗衰老的作用。

香油蒜片黄瓜

材料

黄瓜150克，蒜80克，盐、香油各适量

做法

1. 蒜、黄瓜洗净切片。
2. 将蒜片和黄瓜片放入沸水中焯一下，捞出待用。
3. 将蒜片、黄瓜片装入盘中，将盐和香油搅拌均匀，淋在蒜片、黄瓜片上即可。

健康指南

　　黄瓜中含有的维生素C具有提高人体免疫功能的作用，可达到抗肿瘤的目的；同时，黄瓜中富含的维生素E，可起到延年益寿、抗衰老的作用。

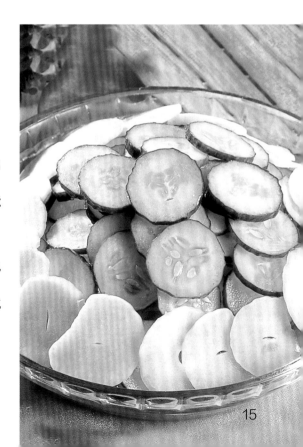

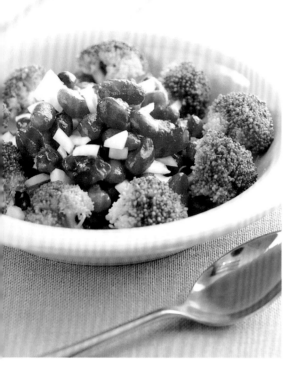

西蓝花拌赤小豆

材料

西蓝花 100 克，赤小豆、洋葱各 50 克，食用油 3 毫升，盐适量，柠檬汁少许

做法

1. 洋葱剥皮，洗净，切丁；西蓝花洗净切小朵，放入沸水中焯烫至熟，捞起；赤小豆泡水后入沸水中烫熟备用。
2. 将食用油、柠檬汁、盐调成调味汁。
3. 将洋葱、西蓝花、赤小豆、调味汁混合拌匀即可。

健康指南

　　此菜具有清热解毒、降脂降压等功效，非常适合老年人食用。成品中的西蓝花含有的维生素 C，能增强肝脏的解毒能力，提高机体免疫力。

板栗炒芹菜

材料

芹菜 200 克，板栗 100 克，胡萝卜 50 克，盐 4 克，食用油适量

做法

1. 将芹菜洗净，切斜段备用；板栗去壳洗净，氽烫，捞出沥干备用；胡萝卜洗净，切片备用。
2. 炒锅加食用油烧热，倒入芹菜翻炒，再加入板栗和胡萝卜片一起炒匀，至熟。
3. 加适量盐调味，起锅装盘即可。

健康指南

　　此菜有降低血压、预防癌症、降低胆固醇的功效，非常适合老年人食用。此菜中的芹菜是辅助治疗原发性高血压及其并发症的首选之品。板栗含有丰富的不饱和脂肪酸、维生素和矿物质，是延年益寿的滋补佳品。

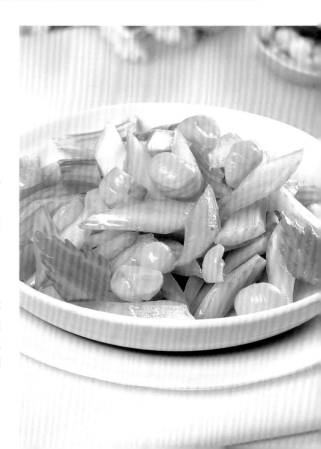

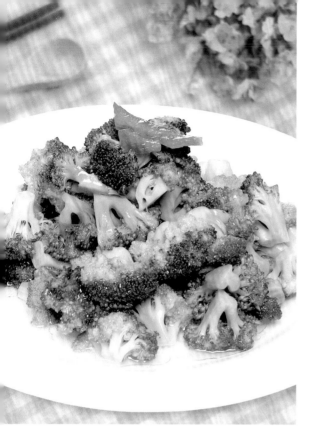

素炒西蓝花

材料

西蓝花 300 克，盐 3 克，食用油适量，红甜椒片 5 克

做法

1. 将西蓝花撕成小朵，放入清水中，加少量盐浸泡 15 分钟，然后洗净，捞起沥干水分。
2. 炒锅注入食用油烧热，放入西蓝花滑炒至七成熟时，调入盐调味。
3. 加入红甜椒片炒熟后，即可起锅装盘。

健康指南

　　西蓝花的维生素 C 含量极高，不但有利于人的生长发育，还能增强机体的免疫功能，促进肝脏解毒，改善体质，增加抗病能力。此菜具有利尿降压、排毒降脂的功效，患高脂血症、高血压、糖尿病等病的老年患者皆可经常食用。

洋葱炒西红柿

材料

西红柿 200 克，洋葱 100 克，盐 4 克，葱花、番茄酱、醋、白糖、淀粉、食用油各适量

做法

1. 洋葱、西红柿分别洗净，切块。
2. 锅加油烧热，放入洋葱块、西红柿块略炒。
3. 锅留底油，放入番茄酱，加水、盐、白糖、醋调成汤汁。
4. 待汤汁煮开后放入炒好的洋葱、西红柿，翻炒片刻，用淀粉勾芡，撒上葱花即可。

健康指南

　　此菜具有发汗、杀菌、润肠的作用，常食可增强老年人的免疫力。此菜中的洋葱具有降低血压的作用，西红柿中富含维生素 C，有生津止渴、健胃消食、凉血平肝、清热解毒、降低血压之功效。

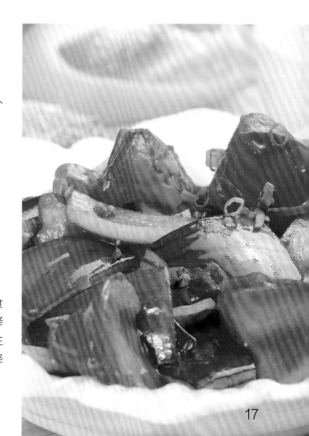

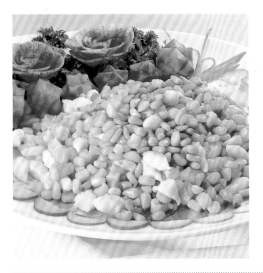

松子仁鸡肉炒玉米

材料

玉米粒 200 克，松子仁、黄瓜丁、胡萝卜丁各 50 克，鸡肉丁 150 克，盐 3 克，淀粉、黄瓜片、食用油各适量

做法

1. 锅下油烧热，放入鸡肉丁、松子仁略炒，再放入玉米粒、黄瓜丁、胡萝卜丁翻炒片刻。
2. 加盐调味，用淀粉勾芡，装盘，用黄瓜片摆在四周即可。

西红柿炒鸡蛋

材料

西红柿 200 克，鸡蛋 2 个，食用油 8 毫升，盐、罗勒叶各适量

做法

1. 将西红柿洗净，切块；鸡蛋打入碗内，加入少量盐搅匀；锅内放少许食用油，将鸡蛋倒入，炒成散块盛出。
2. 锅中放剩余食用油，放入西红柿翻炒，再放入炒好的鸡蛋，翻炒均匀，加入剩余盐，盛出放上罗勒叶即可。

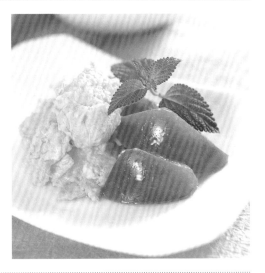

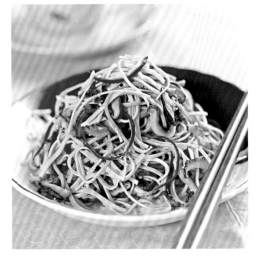

香菇豆腐丝

材料

豆腐丝 200 克，香菇 6 朵，红甜椒 1 个，白糖 5 克，盐、食用油各少许

做法

1. 豆腐丝洗净稍烫，捞出晾凉切段，放盘内，加盐、白糖拌匀。
2. 香菇洗净泡发，捞出去蒂，切成细丝；将红甜椒去蒂和籽，洗净，切成细丝。
3. 食用油烧热，入香菇丝和红甜椒丝炒香，然后倒在腌过的豆腐丝上，拌匀。

枸杞子蒸鳕鱼

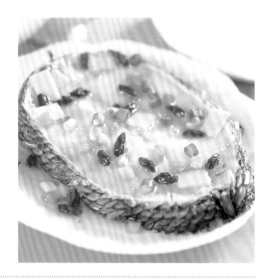

材料

鳕鱼 300 克，枸杞子 10 克，葱、生姜各 3 克，盐、味精、食用油各适量

做法

1. 将枸杞子洗净；葱洗净，切成葱花；生姜洗净切片。
2. 鳕鱼收拾干净后，用适量盐、味精腌渍 8 分钟。
3. 将鳕鱼装盘，铺上枸杞子、生姜片，上锅蒸 8 分钟至熟，撒上葱花，浇上热油即可。

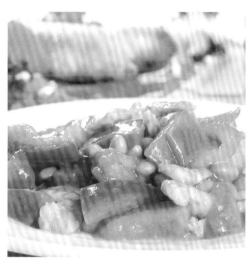

西红柿豌豆虾仁

材料

虾仁 300 克，豌豆 50 克，盐 3 克，西红柿 250 克，淀粉 5 克，葱末、生姜末各 15 克，鸡蛋清 40 克，食用油适量

做法

1. 虾仁洗净，加鸡蛋清、淀粉拌匀上浆。
2. 西红柿洗净切丁；豌豆洗净，入锅煮熟。
3. 锅中加食用油烧热，加葱末、生姜末炒香，再放入西红柿丁、虾仁，加盐炒熟，用淀粉勾一层薄芡，放入豌豆炒匀即可。

银鱼干炒南瓜

材料

南瓜 350 克，银鱼干 150 克，盐 3 克，生姜末、蒜末、葱末、食用油各适量

做法

1. 银鱼干洗净，用水泡发；南瓜去皮去瓤，洗净切片，摊平入微波炉中，高火热 5 分钟。
2. 热锅烧热食用油，倒入泡发好的银鱼干，加入生姜末、蒜末、轻轻翻炒 2 分钟。
3. 最后加入南瓜块，大火翻炒 2 分钟，加盐、葱末调味，出锅，摆盘加上装饰即可。

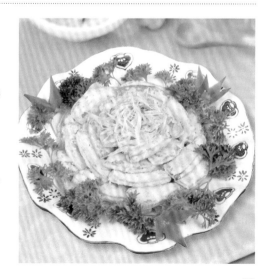

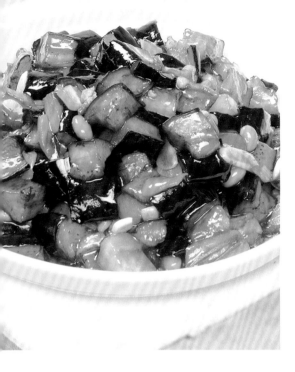

风味炒茄丁

材料

茄子300克,猪肉150克,豌豆30克,蒜5克,盐、酱油、淀粉、食用油各适量

做法

1. 将茄子去蒂洗净,切丁;猪肉洗净,切粒;豌豆洗净;蒜洗净,切片。
2. 锅下食用油烧热,入蒜片爆香,放入猪肉略炒,再放入茄子、豌豆一起炒,加适量盐、酱油调味,起锅前用淀粉勾芡,装盘即可。

健康指南

　　这道菜有增强免疫力的功效,是老年人的良好选择。其中茄子中含有糖类、维生素、蛋白质、维生素 P 等,可以补充身体所需的营养素。

清炒芦笋

材料

芦笋 350 克,盐 3 克,醋 5 毫升,食用油、枸杞子各适量

做法

1. 将芦笋洗净,沥干水分,切去老根,备用。
2. 炒锅加入适量食用油烧至七成热,放入芦笋翻炒,放入醋炒匀。
3. 最后调入盐,加入枸杞子炒至入味后即可装盘。

健康指南

　　芦笋有鲜美芳香的风味,其膳食纤维柔软可口,能增进食欲,帮助消化。它还富含多种氨基酸和维生素,具有调节机体代谢、提高身体免疫力的功效。老年人常食既能辅助降低血压,还可增强食欲、帮助消化、补充身体所需的维生素和矿物质、均衡营养。

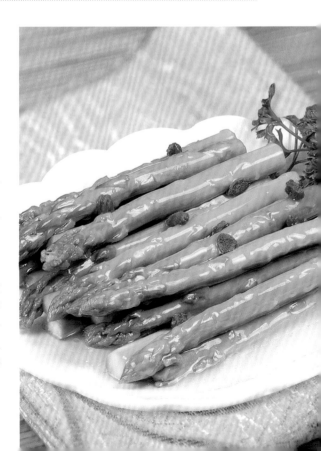

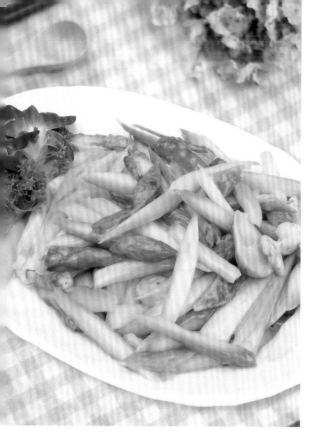

三鲜芦笋

材料

芦笋200克，草菇、火腿、虾仁各适量，盐3克，香油10毫升

做法

1. 芦笋洗净，切片；草菇洗净，对切成两半，与芦笋同入开水锅中焯水后取出；火腿切片；虾仁洗净，煮熟。
2. 将备好的材料同拌，调入盐拌匀。
3. 再淋入香油即可。

健康指南

　　芦笋中的天冬酰胺和微量元素硒、钼、铬、锰等，具有调节机体代谢、提高身体免疫力的功效，对高脂血症、高血压、心脏病等疾病均有一定的疗效。老年人常食本品可以有效地增强身体的抵抗力。

莴笋烩蚕豆

材料

莴笋200克，蚕豆100克，胡萝卜50克，盐3克，枸杞子3克，醋、淀粉、食用油各适量

做法

1. 莴笋、胡萝卜去皮洗净，切菱形块；蚕豆、枸杞子洗净备用。
2. 锅下食用油烧热，放入蚕豆炒至五成熟时，再放入莴笋、胡萝卜、枸杞子一起煸炒，加盐、醋调味。
3. 将熟时用淀粉勾芡，装盘即可。

健康指南

　　此菜可以促进新陈代谢、增强免疫力，非常适合老年人食用。莴笋含钾量较高，有利于促进排尿，减少对心脏的压力，对高血压和心脏病患者极为有益。

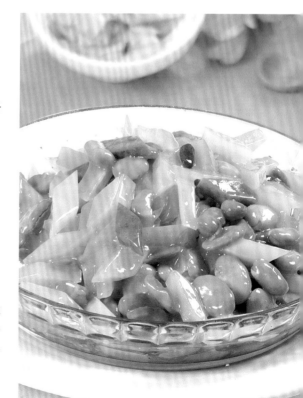

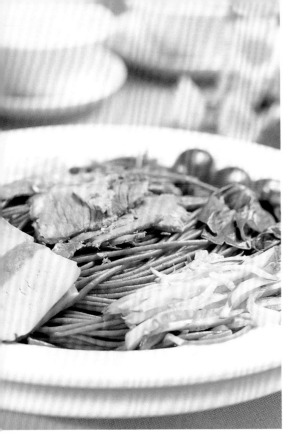

荞麦凉面

材料

熟荞麦面 150 克，熟牛肉、胡萝卜、黄瓜丝各 20 克，香干 20 克，食用油 4 毫升，盐、淀粉、卤汁、圣女果各适量

做法

1. 熟牛肉切片；胡萝卜、香干均洗净切片。
2. 锅中加油烧热，放入胡萝卜、香干炒香，加入卤汁烧开，调入盐，用淀粉勾芡，倒在荞麦面上，摆上熟牛肉、圣女果、黄瓜丝即可。

健康指南

　　荞麦面是理想的健康食品，对多种疾病都有特殊的保健作用，经常食用，可以增强老年人的抗病能力，起到延年益寿的作用。

蒜香扁豆

材料

扁豆 350 克，蒜泥 30 克，红甜椒丝 5 克，盐、食用油各适量

做法

1. 扁豆洗净，去掉老筋，入沸水中稍焯。
2. 锅内放入油烧热，下入蒜泥煸香。
3. 加入扁豆同炒，放入盐炒至断生，放入红甜椒丝炒匀即可。

健康指南

　　此菜中的扁豆营养相当丰富，包括蛋白质、脂肪、碳水化合物、钙、磷、铁及维生素 A、维生素 B_1、维生素 B_2、维生素 C 等成分，常吃可以增强人体的免疫力。

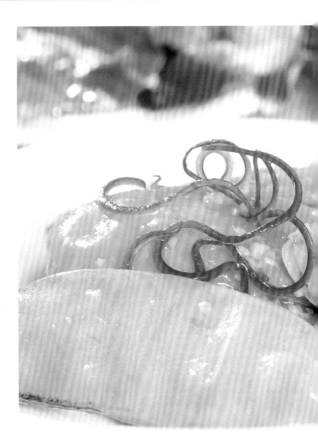

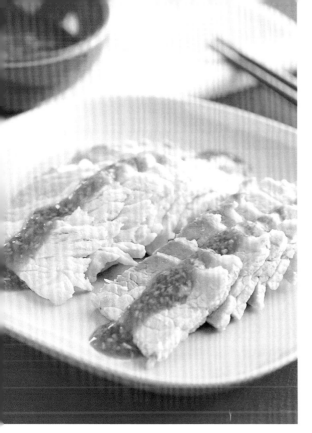

姜泥猪瘦肉

材料

猪瘦肉 80 克，生姜 10 克，醋 5 毫升，酱油 5 毫升，盐 3 克

做法

1. 猪瘦肉洗净，放入开水中煮沸，转小火煮 15 分钟，用冰水冲凉备用。
2. 生姜去皮，磨成泥状，加入盐、酱油、醋拌匀，即成酱汁。
3. 猪瘦肉切片摆盘，淋上酱汁即可。

健康指南

　　生姜中的姜黄素进入体内后，能产生一种抗氧化酶，它有很强的抵抗氧自由基的功效，比维生素 E 的抗氧化作用还要强得多。所以，吃生姜能抗衰老，老年人常吃生姜有延年益寿的效果。

清拌南瓜丝

材料

南瓜 300 克，食用油 6 毫升，盐 2 克

做法

1. 将南瓜洗净，去皮，切丝备用。
2. 南瓜丝放入开水中稍烫，捞出，沥干水分，装入容器中。
3. 将食用油、盐搅匀，淋在南瓜丝上搅拌均匀，装盘即可。

健康指南

　　南瓜含有多糖类、类胡萝卜素、矿物质和膳食纤维等多种对人体有益的营养成分。老年人经常食用，可以增强抗病能力。

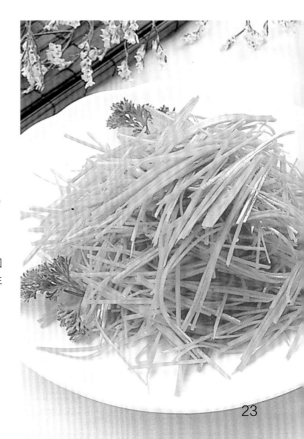

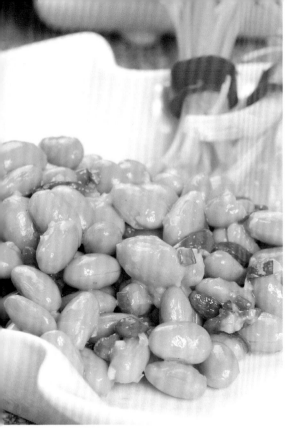

枸杞子拌豌豆

材料

豌豆 350 克，枸杞子 15 克，盐 3 克，葱末 5 克，蒜泥 10 克，食用油 10 毫升，醋 5 毫升

做法

1. 将豌豆、枸杞子分别洗净，一起放进锅中，加适量盐煮熟，盛出装盘。
2. 锅中倒入食用油，放入蒜泥、醋炒香。
3. 出锅浇在豌豆、枸杞子上，再撒上葱末即成。

健康指南

　　豌豆中蛋白质含量丰富，可以提高机体的抗病能力。豌豆还富含膳食纤维，能有效促进胃肠蠕动，防止脂肪在体内堆积，加速胆固醇和脂肪的代谢。

牛筋汤

材料

牛筋 100 克，续断 10 克，杜仲、鸡血藤各 15 克，盐少许

做法

1. 将牛筋洗净，切块，入沸水锅中氽烫，然后用清水冲洗干净。
2. 将续断、杜仲、鸡血藤清洗干净。
3. 将牛筋与续断、杜仲、鸡血藤一同放入锅内，加适量水煮至熟，加少许盐调味即可。

健康指南

　　牛筋中含有丰富的胶原蛋白，脂肪含量也比牛肉低，能增强细胞生理代谢，使皮肤更富有弹性和韧性，延缓皮肤的衰老，有强筋壮骨之功效。

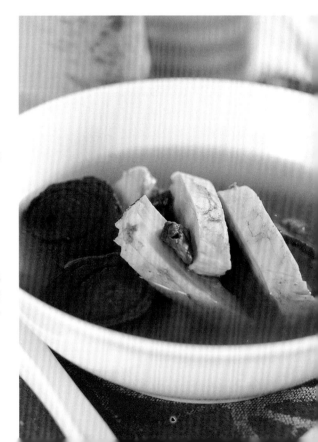

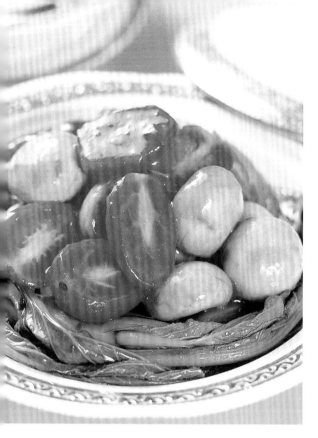

菜心炒圣女果

材料

菜心150克，蘑菇、圣女果各100克，盐3克，白糖3克，食用油适量

做法

1. 蘑菇去蒂洗净；菜心择去黄叶，洗净；圣女果洗净，对切。
2. 将菜心入沸水中稍烫，捞出，沥干水分。
3. 热锅烧热食用油，下入蘑菇、圣女果翻炒，再下入菜心，加盐、白糖炒匀即可。

健康指南

　　这道菜有助于改善皮肤干燥、延缓皮肤衰老，还可以清热生津、润肠通便。菜心性微寒，经常食用具有除烦解渴、利尿通便和清热解毒之功效。

蛤蜊拌菠菜

材料

菠菜400克，蛤蜊200克，料酒15毫升，盐4克，食用油适量

做法

1. 将菠菜洗净，切成长度相等的段，焯水，沥干装盘待用。
2. 蛤蜊收拾干净，加少许盐、料酒腌渍，入油锅中翻炒至熟。
3. 加剩余盐调味，起锅倒在菠菜上即可。

健康指南

　　蛤蜊是高蛋白、高微量元素、高铁、高钙、少脂肪的食品，其所含的牛磺酸，可以帮助胆汁合成，有助于胆固醇代谢，能抗痉挛、抑制焦虑，老年人常食用，有延缓衰老的作用。

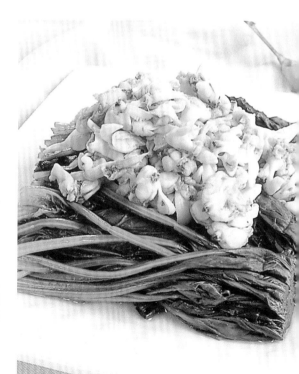

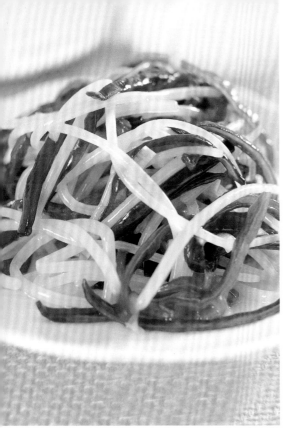

黑木耳拌黄豆芽

材料

泡发黑木耳150克，黄豆芽15克，盐3克

做法

1. 将黄豆芽择洗干净；黑木耳去掉未泡发好的部分。
2. 黑木耳洗净，切成丝，与黄豆芽一起入沸水中烫至断生。
3. 捞出沥干水分后，加盐搅拌均匀即可。

健康指南

　　这道菜富含维生素，口味清淡，营养丰富。黄豆芽含有丰富的维生素，可以有效防止维生素 B_2 缺乏，其所含维生素 E 可保护皮肤和毛细血管健康。黑木耳则具有抗衰老、改善肤质的作用。

木瓜煲羊肉

材料

羊肉250克，木瓜30克，伸筋草15克，盐3克

做法

1. 木瓜、伸筋草洗净，木瓜去皮、去瓤，切块；羊肉洗净，切块。
2. 锅置火上，将木瓜、羊肉、伸筋草一同放入锅内，再加适量水共煮。
3. 待羊肉煮至熟烂后，加盐调味即可。

健康指南

　　这道汤可强健筋骨、活血通络。木瓜能理脾和胃、舒筋缓急，羊肉营养十分全面，为益气补虚、温中暖下之品。本品适合筋骨无力、阳虚腹痛、畏寒怕冷的老年人食用，久食可增强体力、延年益寿。

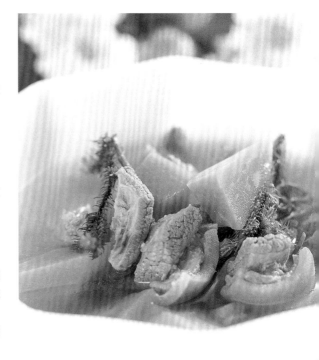

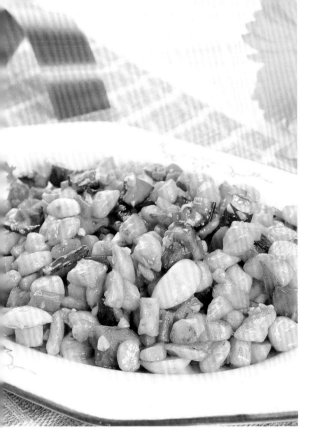

北京炒面疙瘩

材料

高筋面粉 400 克，香菇、胡萝卜、黄瓜各 20 克，盐 3 克，醋、食用油、蒜各适量

做法

1. 高筋面粉加水和匀，搓长条，切小丁；胡萝卜、香菇、黄瓜洗净切丁；蒜去皮剁成末。
2. 锅中注入水烧开，放入面疙瘩，煮熟后捞出浸入冷水中，5 分钟后沥干水。
3. 锅入油烧热，放蒜末、香菇、胡萝卜、黄瓜炒香，加入面疙瘩，调入盐、醋炒匀即可。

健康指南

　　香菇所含的膳食纤维能减少肠道对胆固醇的吸收。黄瓜所含的维生素 B_1 有利于调节大脑神经，可防止、延缓老年人脑力衰退。

南瓜赤小豆炒百合

材料

南瓜 200 克，赤小豆、百合各 150 克，盐 3 克，白糖、食用油各适量

做法

1. 南瓜去皮及瓤，洗净切菱形块。
2. 赤小豆泡发洗净；百合洗净备用。
3. 热锅注入食用油，放入南瓜、赤小豆、百合一起炒，加盐、白糖调味，炒至断生，装盘即可。

健康指南

　　赤小豆富含蛋白质、脂肪、B 族维生素和钾、铁、磷等矿物质。秋冬季怕冷、易疲倦、面无血色的老年人，应经常食用赤小豆食品，以益气补血、促进血液循环、增强体力和抗病能力。将赤小豆搭配南瓜、百合烹煮，老年人食用还可润肺止咳。

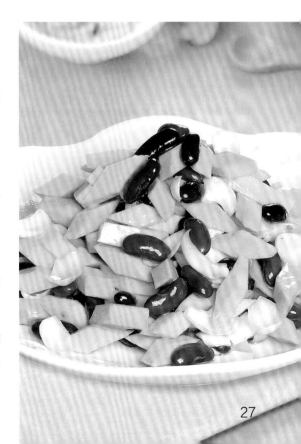

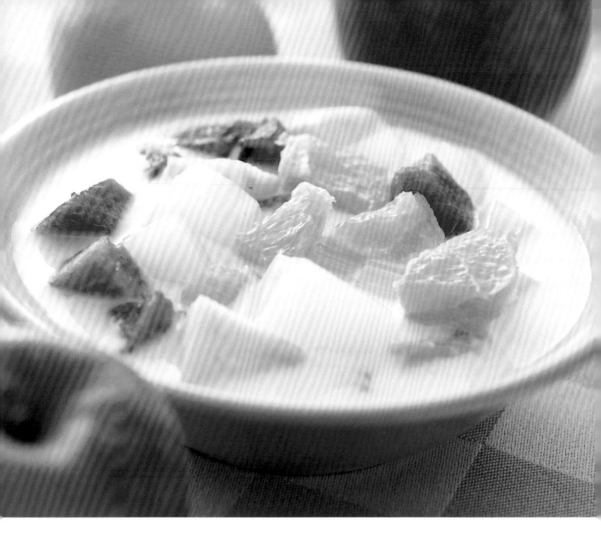

什锦水果杏仁豆腐

材料

西瓜 60 克，柳橙 40 克，苹果 50 克，杏仁粉 24 克，脱脂鲜奶 120 毫升，琼脂 8 克

做法

1. 将杏仁粉入沸水锅搅匀，待再沸时加入琼脂，煮成黏糊状即可熄火，倒入方形磨具至凝固成杏仁豆腐。
2. 将杏仁豆腐倒出，切小块；将柳橙、西瓜、苹果分别用清水洗净，去皮，切丁备用。
3. 将以上材料放入碗中，加入脱脂鲜奶搅匀即可。

健康指南

这道美食营养丰富，可以促进新陈代谢。西瓜含水量大，能够加快新陈代谢，有排毒养颜的作用，可以帮助排出体内多余的水分。柳橙含有丰富的维生素 C，可以有效消除肠道内胆固醇以及脂肪，促进新陈代谢，达到减重的效果。苹果中含有丰富的膳食纤维，可以促进肠道蠕动，达到排毒的效果，其中丰富的维生素含量，还能美容养颜，达到延缓衰老的目的。

滑子菇扒小白菜

材料

小白菜 350 克，滑子菇 150 克，枸杞子 20 克，盐 3 克，淀粉 20 克，蚝油、高汤、食用油各适量

做法

1. 将小白菜干净，切段，入沸水氽烫，装盘中备用；滑子菇、枸杞子洗净。
2. 炒锅注食用油烧热，放入滑子菇滑炒，加高汤煮沸，加入枸杞子，加盐、蚝油调味。
3. 用淀粉勾芡，起锅倒在小白菜上即可。

健康指南

这道菜味道鲜美，营养丰富，对保持老年人的精力和脑力大有益处。小白菜中富含钾、膳食纤维等营养素，能利尿降压、通便排毒。

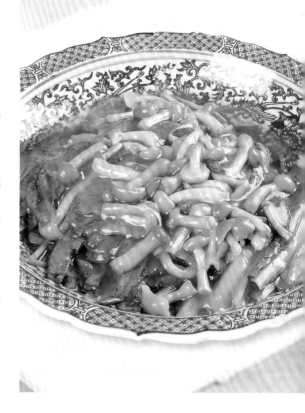

姜汁豆角

材料

豆角 400 克，生姜 20 克，醋 15 毫升，盐 3 克，香油 10 毫升，白糖少许

做法

1. 豆角清洗干净，切成约 5 厘米长的段，备用。
2. 切好的豆角入沸水中烫熟，捞起沥干水分。
3. 将生姜洗净，切细，捣烂，用纱布包好挤汁，和盐、醋、香油、白糖调匀，浇在豆角上，整理成型，放上姜渣即可。

健康指南

此菜姜汁浓郁、口感清爽，对食欲不好的老年人有很好的开胃效果。成品中的豆角含有蛋白质、磷、钙、铁、维生素 A、维生素 C 及膳食纤维等营养成分，还可以增强老年人的身体抵抗力。

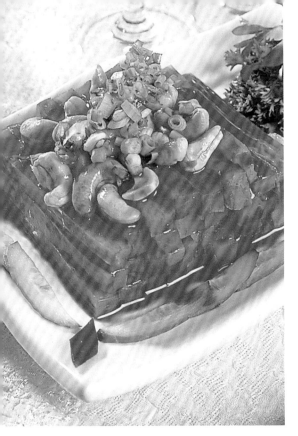

腰果蹄筋

材料
猪蹄筋 200 克，腰果 50 克，葱花 15 克，盐 3 克，黄瓜片、红甜椒片各适量

做法
1. 猪蹄筋洗净，切碎末，入开水锅中，加入盐，煮至黏稠状取出，放入冰箱冷冻。
2. 将冷冻后的猪蹄筋切成条状，盘底摆上黄瓜片、红甜椒片，再将猪蹄筋摆入盘中。
3. 最后撒上腰果、葱花即可。

健康指南
　　将腰果搭配猪蹄筋一同烹饪，有补脑益智、安神助眠、保护血管等作用。老年人常食，对神经衰弱、失眠头晕、健忘等状况有很好的改善作用。

古法蒸鲢鱼

材料
鲢鱼 1 条，黑木耳、黄花菜各 10 克，红甜椒末 5 克，葱花 3 克，酱油、香油、料酒、盐各适量

做法
1. 将鲢鱼收拾干净，用盐和料酒腌渍；黑木耳泡发后，洗净切条；黄花菜泡发，洗净。
2. 把鲢鱼摆入盘中，放上黑木耳和黄花菜，撒上葱花和红甜椒末，淋入适量酱油。
3. 用大火蒸 15 分钟后取出，淋上香油即成。

健康指南
　　鲢鱼肉富含蛋白质、不饱和脂肪酸，有健脑的作用，还可以增强人体的抵抗力，老年人经常食用，具有很好的保健作用。

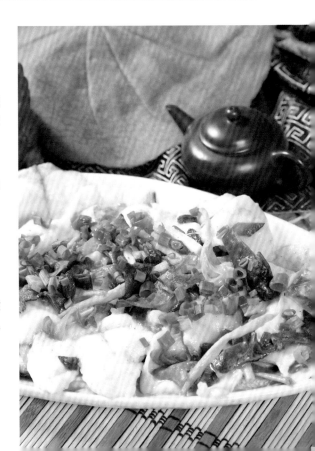

草鱼煨冬瓜

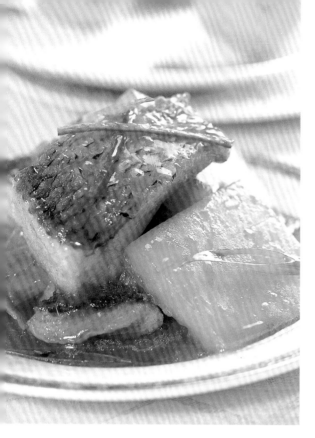

材料

冬瓜 500 克，草鱼 250 克，红甜椒丝、生姜片各 10 克，葱丝 2 克，绍酒 10 毫升，盐 3 克，醋 5 毫升，食用油适量

做法

1. 将草鱼洗净切块；冬瓜洗净，去皮切块。
2. 锅加食用油烧沸，将草鱼放入锅内煎至金黄色，加冬瓜块、盐、红甜椒丝、生姜片、葱丝、绍酒、醋、水各适量炖煮。
3. 煮沸后，转小火炖至鱼肉熟烂即成。

健康指南

　　草鱼含有丰富的不饱和脂肪酸，对促进血液循环、降低血脂有利。草鱼中还富含锌元素，有增强体质、美容养颜的功效。

炒丝瓜

材料

丝瓜 300 克，红甜椒 30 克，盐 3 克，食用油适量

做法

1. 丝瓜去皮，洗净，切块；红甜椒去蒂，洗净，切片。
2. 锅下食用油烧热，放入丝瓜块、红甜椒片炒至八成熟。
3. 加盐调味，炒熟装盘即可。

健康指南

　　丝瓜中维生素 C 的含量较高，可用于抗坏血病及预防维生素 C 缺乏症；丝瓜中 B 族维生素含量高，有利于老年人大脑健康；丝瓜汁液还具有保持皮肤弹性的特殊功能，能美容祛皱。

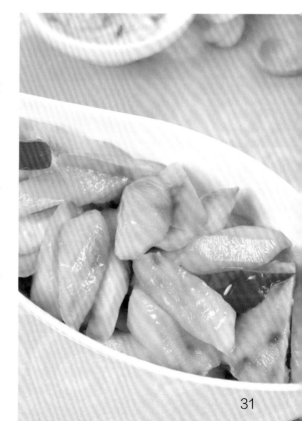

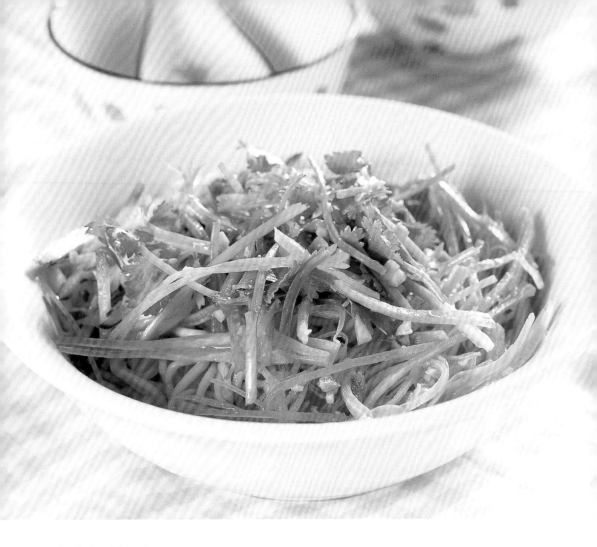

凉拌莜麦面

材料

莜麦面 100 克，黄瓜、胡萝卜各 50 克，食用油 4 毫升，香菜、花生酱、酱油各适量

做法

1. 将黄瓜、胡萝卜洗净，均切成丝；香菜洗净切成段。
2. 锅中注水烧开，放入莜麦面煮熟，捞出沥水，调入花生酱、食用油、酱油拌匀。
3. 将黄瓜丝、胡萝卜丝、香菜段盖在面条上即可。

健康指南

　　莜麦含有丰富的营养，可充分地补充人体所需营养，搭配黄瓜、胡萝卜一起食用，有提高人体免疫力、促进机体新陈代谢、延年益寿、抗衰老的功效，尤其适合老年人食用。另外，黄瓜中含有的丙醇二酸，还有降低胆固醇含量的作用，老年人常吃此面，还可降低血脂、降低血糖。

毛豆核桃仁

材料

毛豆 350 克，核桃仁 200 克，盐 3 克，香油 15 毫升，食用油、圣女果、黄瓜片各适量

做法

1. 将毛豆洗净，沥干待用；核桃仁洗净，焯水待用。
2. 锅置火上，注食用油烧热，倒入毛豆滑炒，再加入核桃仁翻炒至熟。
3. 最后加盐调味，淋上适量香油，盛入盘中，摆上黄瓜片、圣女果装饰即可。

健康指南

　　毛豆可有效降低血脂，预防动脉硬化；核桃仁含有丰富的不饱和脂肪酸，可清除血管壁上的胆固醇和脂肪，有效降低血脂。老年人常食还能预防阿尔茨海默病，具有提高抵抗力的作用。

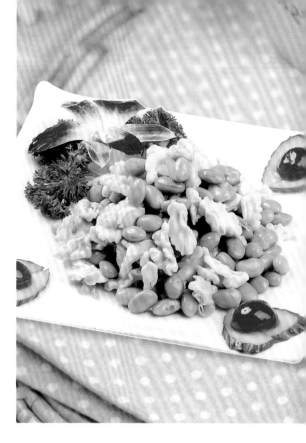

糖醋黄瓜

材料

黄瓜 2 根，醋 50 毫升，白糖 5 克，盐 3 克

做法

1. 将黄瓜洗净，切片备用。
2. 黄瓜内调入盐，腌渍七八分钟，使黄瓜入味。
3. 再将黄瓜片沥干水分，加入白糖、醋拌匀即可食用。

健康指南

　　老年人食醋能促进食欲、改善皮肤的供血、延缓衰老。此菜有开胃消食、清热解暑、降脂减肥等功效。黄瓜是低热量、低脂肪的蔬菜，其所含的维生素 P 有保护心血管的作用，对于患有高血压、高脂血症、肥胖以及糖尿病的老年人，是一种理想的食疗良蔬。

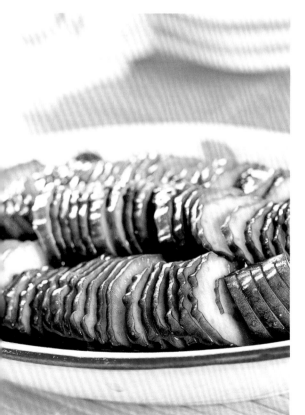

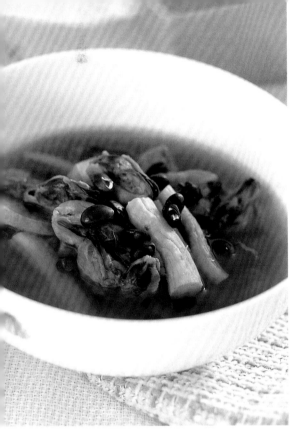

黑豆淡菜汤

材料

黑豆50克，党参、肉苁蓉、淡菜各20克，盐3克，生姜适量

做法

1. 将党参、肉苁蓉、淡菜及生姜分别洗净，沥干水备用。
2. 黑豆洗净泡发，入锅炒至裂开。
3. 党参、肉苁蓉、淡菜、黑豆、生姜放入砂锅内，加适量清水，大火烧沸后转小火煲2小时，加盐调味即可。

健康指南

　　此汤营养丰富，有补肝肾、降血压、养气血等功效，尤其适合体质虚弱、气血不足的老年人，可以增强体质，有很好的食疗效果。

腐竹木耳瘦肉汤

材料

猪瘦肉100克，腐竹50克，黑木耳30克，香油3毫升，葱段5克，盐3克，食用油、香菜、红甜椒丝各适量

做法

1. 将猪瘦肉洗净，切丝，汆烫；腐竹温水泡开，切小段；黑木耳泡发，洗净，撕成小块。
2. 净锅上火倒入食用油，将葱段爆香，倒入水，下入猪肉丝、腐竹、黑木耳，调入盐烧沸，淋入香油，撒上香菜、红甜椒丝即可。

健康指南

　　此汤清淡适口、营养丰富，老年人可以常食用。汤中的腐竹富含优质大豆蛋白，营养价值高，能补脑益智、增强身体免疫力；黑木耳含有抗肿瘤活性物质，能增强机体免疫力，经常食用可防癌抗癌。

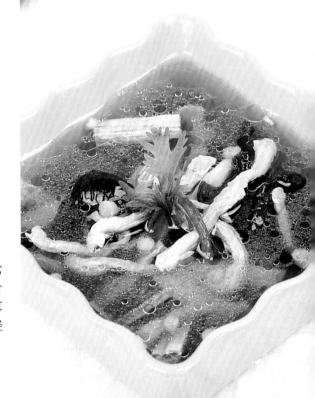

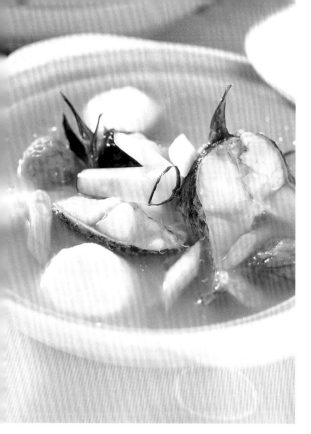

无花果生鱼汤

材料

生鱼 1 条，无花果 10 克，马蹄 50 克，椰汁 10 毫升，盐 4 克，食用油适量

做法

1. 无花果、马蹄用清水洗净，马蹄对切；生鱼宰杀洗净后，切成小段。
2. 煎锅上火，加入食用油烧热，下入生鱼段煎熟。
3. 下入无花果、马蹄和椰汁，加适量清水炖 40 分钟，调入盐即可。

健康指南

　　此汤由无花果与生鱼、马蹄、海底椰共煮而成，具有补气润肺、健脾益胃、增强免疫力的作用，适于抵抗力弱的老年人食用。

首乌黑豆乌鸡汤

材料

黑豆 50 克，何首乌 15 克，红枣 10 颗，乌鸡 1 只，黄酒、葱段、生姜片、盐各适量

做法

1. 将乌鸡收拾干净，斩块；何首乌、黑豆、红枣均洗净备用。
2. 将何首乌、黑豆、红枣、乌鸡放入锅内，加适量清水、葱段、生姜片及盐，大火烧沸后，改用小火煨至乌鸡肉熟烂即可。

健康指南

　　本品具有良好的滋补抗衰功能。何首乌药性平和，有良好的补肝肾、益精血作用；黑豆有利水消肿之效；乌鸡能补阴血、填精髓。三物并用，炖汤服食，有滋阴养血的功效，很适合老年人食用。

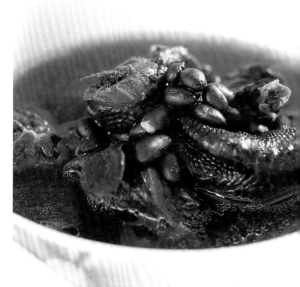

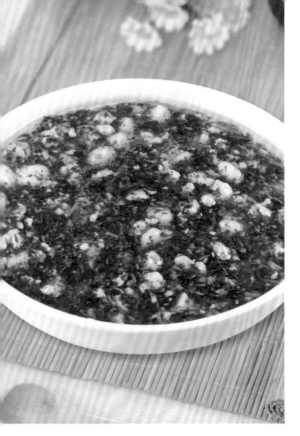

荠菜四鲜宝

材料

荠菜、鸡蛋、虾仁、鸡丁、草菇各 30 克，盐 3 克，淀粉 5 克，黄酒 3 毫升，食用油适量

做法

1. 鸡蛋蒸成水蛋；荠菜、草菇洗净，切丁。
2. 虾仁、鸡丁用少许盐、黄酒、淀粉上浆后，放入四成热的油中滑炒备用。
3. 锅中加入清水、虾仁、鸡丁、草菇丁、荠菜烧沸后，用剩余盐调味，用剩余淀粉勾芡浇在水蛋上即可。

健康指南

　　此菜营养丰富，可益气补虚、补脑益智。荠菜所含的橙皮苷能够消炎抗菌，为人体补充维生素 C，还能抗病毒，老年人经常食用，可有效改善体质。

口蘑山鸡汤

材料

山鸡 400 克，口蘑 200 克，红枣 30 克，莲子 50 克，枸杞子 30 克，生姜片、盐各适量

做法

1. 将口蘑清洗干净，切块；山鸡清洗干净，剁块；红枣、莲子、枸杞子泡发。
2. 将山鸡入沸水中汆透捞出，入冷水中清洗干净。
3. 另起锅加水烧开，下入生姜片、山鸡块、口蘑、红枣、莲子、枸杞子一同煲 90 分钟，调入适量盐即可。

健康指南

　　此汤口味鲜美，有滋补强身、增进食欲、防治便秘的效果，老年人食用极为有益，可以有效调理身体功能。

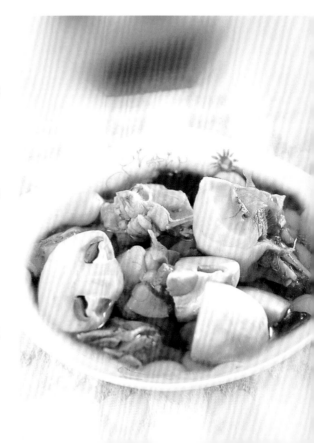

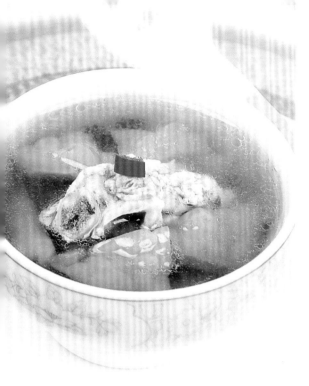

苦瓜猪脊骨汤

材料

猪脊骨 250 克，苦瓜 200 克，食用油 4 毫升，生姜末、葱末、红甜椒片、盐各适量

做法

1. 将猪脊骨洗净，斩块，氽烫；苦瓜洗净去瓤，切块。
2. 炒锅上火倒入食用油，加适量的生姜末、葱末炝香，倒入水，下入猪脊骨、苦瓜，加盐，煲熟，放入红甜椒片即可。

健康指南

　　猪脊骨可补脾、健胃、丰肌体、泽皮肤、壮筋骨。经常喝猪骨汤，能及时补充人体所必需的胶原蛋白等物质，增强骨髓造血功能，有助于骨骼的生长发育。老年人常喝此汤，可预防骨质疏松症，延缓衰老。

莲子乌鸡山药煲

材料

乌鸡 200 克，鲜山药 100 克，鲜香菇 50 克，莲子 10 克，盐 3 克，葱花、生姜片、枸杞子各适量

做法

1. 将乌鸡洗净斩块，氽烫后洗净备用；鲜香菇洗净切片；鲜山药去皮洗净，切块；莲子泡发洗净，去莲子心。
2. 砂锅倒入适量水，调入盐、葱段、生姜片。
3. 下乌鸡、鲜香菇、鲜山药、莲子煲至熟烂即可。

健康指南

　　此汤是十分平和的滋补汤，具有补肾固精、健脾益气的功效。乌鸡是药食两用的保健佳品，老年人食用乌鸡可以提高生理功能、延缓衰老，对防治骨质疏松症有明显功效。

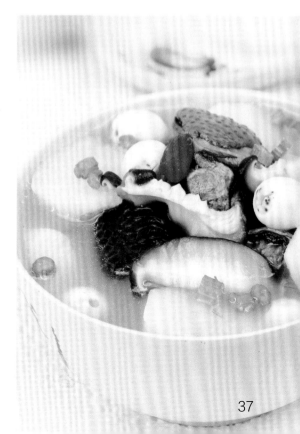

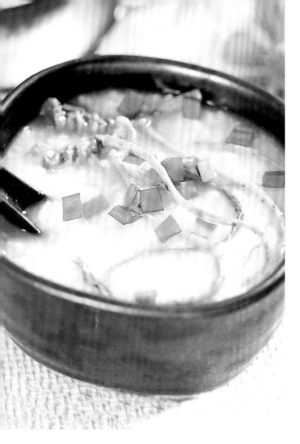

人参蜂蜜粥

材料

大米 100 克，人参 8 克，蜂蜜 50 毫升，韭菜 5 克，生姜 2 片

做法

1. 人参洗净，浸泡一夜；韭菜洗净切末。
2. 将人参连同泡参水与洗净的大米一起放入砂锅中，小火煨粥。
3. 待粥将熟时，放入蜂蜜、生姜片、韭菜末调匀，再煮片刻即成。

健康指南

　　老年人食用蜂蜜能补充体力、消除疲劳，增强机体对疾病的抵抗力，还能在口腔内起到杀菌消毒的作用。将蜂蜜与人参、大米、韭菜一同熬煮，有改善心脑血管功能、舒张血管、降低血压的作用，对老年人有一定的食疗作用。

核桃仁拌韭菜

材料

核桃仁 300 克，韭菜 150 克，白糖 10 克，醋 3 毫升，盐 2 克，香油 8 毫升，味精 1 克，食用油适量

做法

1. 韭菜洗净，切段，入沸水焯熟。
2. 锅内放油，待油烧至五成热，下入核桃仁炸至浅黄色捞出。
3. 在另一只碗中放韭菜、白糖、醋、盐、味精、香油拌匀，和核桃仁一起装盘即成。

健康指南

　　此菜有润肠通便、健脑强身之功效。核桃仁中含有丰富的磷脂和不饱和脂肪酸，可以让老年人获得足够的亚麻酸和亚油酸。这些不饱和脂肪酸不仅可以补充老年人身体所需的营养，还可以提高大脑活动的功能。

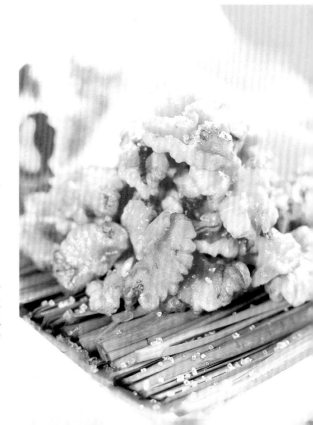

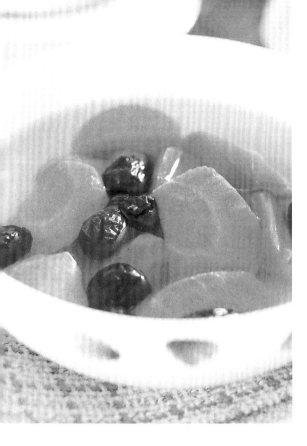

胡萝卜红枣汤

材料

胡萝卜 200 克，红枣 10 颗，冰糖少许

做法

1. 将胡萝卜洗净，切块；红枣洗净。
2. 锅中加适量清水，放入胡萝卜和红枣，用小火煮 40 分钟。
3. 加冰糖调味即可。

健康指南

　　胡萝卜中含有大量的 β - 胡萝卜素，β - 胡萝卜素可以帮助大脑增强记忆力，还能减少患阿尔茨海默病的概率。红枣是富含维生素 C 和膳食纤维的食品，有补中益气、养血安神的功效，老年人可以多食用。

青鱼片豆腐汤

材料

青鱼肉 300 克，豆腐 150 克，盐 2 克，蚝油、食用油各适量

做法

1. 将青鱼肉洗净，切片；豆腐洗净，切块。
2. 锅中加食用油烧热，下入青鱼肉片滑炒，倒入适量清水烧开，再加入豆腐煮至熟，调入适量的盐调味。
3. 起锅装盘，加入蚝油即可。

健康指南

　　本品可改善老年人体虚的症状，又可预防心脑血管疾病的发生。由于青鱼还含丰富的硒、碘等微量元素，故有抗衰老、保护神经的作用，所以老年人可常吃青鱼。

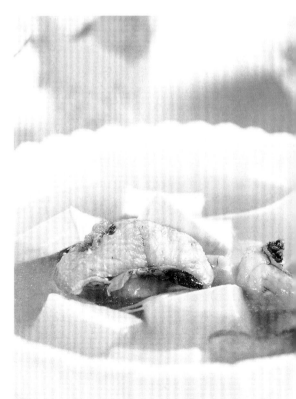

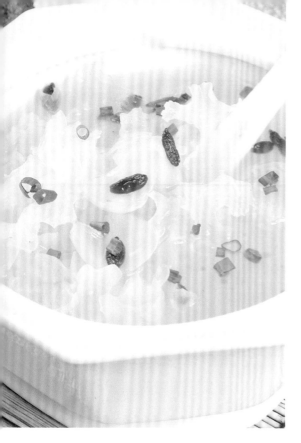

雪梨银耳枸杞子汤

材料

银耳 30 克，雪梨 1 个，枸杞子 10 克，冰糖、葱花各适量

做法

1. 雪梨洗净，去皮、去核，切小块待用。
2. 银耳泡半小时后，洗净，撕成小朵；枸杞子洗净待用。
3. 锅中倒入清水，放入银耳，大火烧开，转小火将银耳炖烂，放入枸杞子、雪梨、冰糖，炖至梨熟，撒上葱花即可。

健康指南

老年人食用此汤能养阴润肺、滋润皮肤，保持皮肤细嫩、延缓衰老。银耳富有天然胶质，加上它的滋阴作用，长期服用可以润肤，并有祛除脸部黄褐斑、雀斑的功效。银耳富含的膳食纤维可助胃肠蠕动，减少脂肪吸收。

蜜枣核桃汤

材料

蜜枣 125 克，核桃仁 100 克，枸杞子 20 克，白糖适量

做法

1. 将蜜枣去核洗净；核桃仁用开水泡开，捞出沥干水；枸杞子洗净备用。
2. 锅中加水烧开，将蜜枣、核桃仁、枸杞子放入锅中煲 20 分钟。
3. 最后放入白糖即可。

健康指南

红枣富含维生素 A、维生素 C、钙、铁等营养素，有补脾和胃、补血益气的作用，对脾胃虚弱、气血不足的老年人有很好的补益效果。核桃具有增强细胞活力、促进造血、增强免疫力等功效。

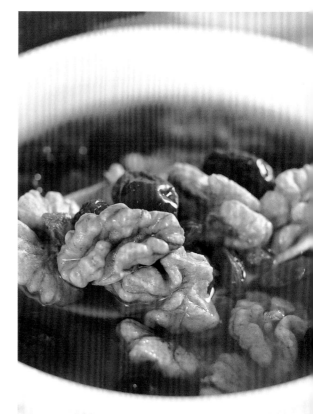

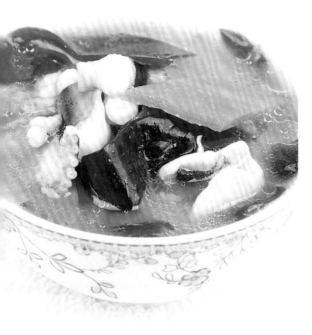

章鱼海带汤

材料

章鱼 150 克，胡萝卜 75 克，海带片 45 克，盐 3 克，高汤适量

做法

1. 将章鱼收拾干净，切块；胡萝卜去皮洗净，切片；海带片洗净。
2. 净锅上火倒入高汤，大火烧开。
3. 至高汤煮沸后，下入章鱼、海带片、胡萝卜片烧开，调入盐，煲至熟即可。

健康指南

　　此汤味道香甜鲜美，有健脾开胃、养阴生津的功效，老年人平常可以多饮用此汤，以调理身体功能。海带中含有的甘露醇有利尿消肿的作用，可防治肾功能衰竭、老年性水肿等。章鱼还可以缓解疲劳、帮助恢复视力、改善肝脏功能。

豆腐鱼头汤

材料

鲢鱼头半个，豆腐 200 克，盐 3 克，葱段、生姜片各 2 克，清汤适量，香油、香菜末各少许

做法

1. 将鲢鱼头收拾干净，斩大块；豆腐洗净，切块备用。
2. 净锅上火倒入清汤，调入盐、葱段、生姜片，下入鲢鱼头、豆腐煲至熟，淋入香油，撒入少许香菜末即可。

健康指南

　　豆腐和鱼头都是高蛋白、低脂肪和多维生素的食品，二者均含有丰富的健脑物质。特别是鱼头营养丰富，除了含有蛋白质、脂肪、钙、磷、铁、维生素 B_1 外，还含有鱼肉中所缺乏的卵磷脂，可健脑益智、增强记忆力，有助于抗衰老。

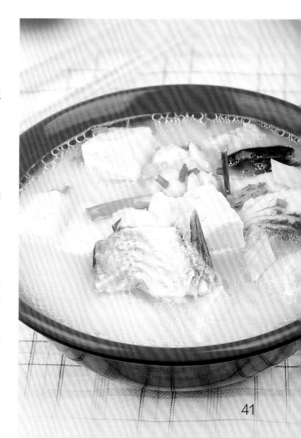

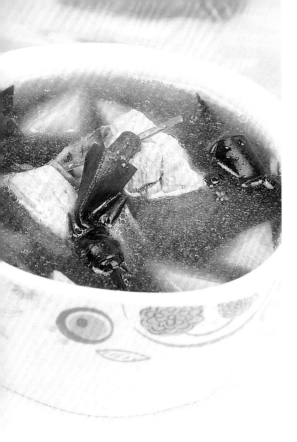

土豆海带煲排骨

材料

猪排骨 250 克，土豆、海带结各 50 克，盐适量，葱段、生姜片各 2 克，枸杞子少许

做法

1. 将猪排骨洗净，斩块余烫；土豆去皮，洗净，切块；海带结洗净备用。
2. 净锅上火倒入水，调入盐、葱段、生姜片，下入猪排骨、土豆、海带、枸杞子煲至熟即可。

健康指南

　　这道汤有益气补虚、强筋健骨的功效。海带含有丰富的矿物质，如钙、钠、镁、钾、磷、硫、铁、锌等，有滋阴软坚的作用；猪排骨能提供人体生理活动所必需的优质蛋白质、脂肪，尤其是丰富的钙质可保持人体骨骼健康。

鸡肉丝瓜汤

材料

鸡脯肉 200 克，丝瓜 175 克，红甜椒片 5 克，盐 2 克，清汤适量

做法

1. 将鸡脯肉洗净切片；丝瓜洗净切片备用。
2. 锅置火上倒入清汤，下入鸡脯肉、丝瓜、红甜椒片。
3. 大火烧开后，转小火煲至熟，调入盐即可。

健康指南

　　这道汤有增强机体免疫力之功效。鸡肉具有温中益气、补精益髓、补益五脏、补益虚损、健运脾胃、强筋壮骨的功效，多喝些鸡汤还可提高自身免疫力。丝瓜有清热消暑、通便、化痰、润肤美容、通经络等功效，与鸡肉搭配，可防止温热太过。

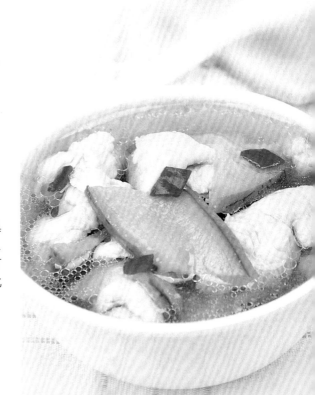

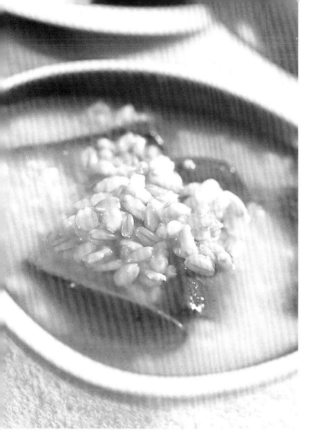

燕麦猪血粥

材料

燕麦 150 克，猪血块 100 克，盐少许

做法

1. 将猪血块洗净后切成小块；燕麦洗净。
2. 再将燕麦、猪血块放入锅中煮 1 小时。
3. 待粥成后，加入盐调味即可。

健康指南

　　燕麦中的蛋白质和膳食纤维含量较丰富，而且其氨基酸的组成比例合理，因此蛋白质的利用率高，还有通便作用。老年人喝这道粥，可起到降压降脂、增强自身免疫力的作用。另外，燕麦中含有的钙、磷、铁、锌等矿物质有预防贫血的功效，且其膳食纤维是通便的最佳营养素，可有效预防老年性便秘。

猪骨芝麻粥

材料

猪骨 200 克，大米 80 克，醋 5 毫升，盐 2 克，葱花、熟黑芝麻各适量

做法

1. 将大米淘洗干净，浸泡半小时后捞出沥干；猪骨洗净，剁成块，入沸水中氽烫去血水，捞出。
2. 锅中注水，下入猪骨和大米，大火煮沸，滴入醋，转中火熬煮至米粒开花。
3. 改小火熬煮至粥浓稠，加盐调味，撒上熟黑芝麻、葱花即可。

健康指南

　　这道粥清香美味，富含多种营养物质，有利于老年人补钙。黑芝麻富含多种矿物质，如钙与镁等，有助于骨骼生长，对心血管系统功能也有重要的调节作用，可延缓衰老。

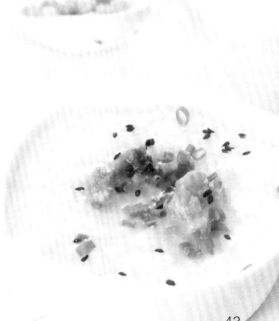

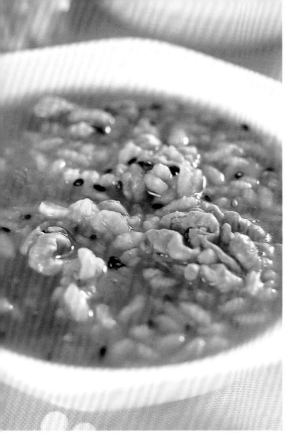

黑芝麻果仁粥

材料

大米 50 克，核桃仁、杏仁各 15 克，熟黑芝麻 10 克，冰糖适量

做法

1. 将杏仁洗净；核桃仁去皮；大米洗净后，用水浸泡 1 小时。
2. 锅置火上，放入清水与大米，大火煮开后转小火，熬煮 20 分钟。
3. 加入核桃仁、杏仁、冰糖，继续用小火熬煮 30 分钟，粥煮好后加入黑芝麻拌匀即可。

健康指南

　　此粥香浓味美，可以增进老年人的食欲，还能滋肾养心、延年益寿。粥中的核桃仁和黑芝麻富含亚油酸等不饱和脂肪酸，有降低胆固醇含量的作用；其含有的维生素 E，可抗氧化，有效地保护心血管，防止动脉硬化。

赤小豆黑米腰花粥

材料

黑米 50 克，赤小豆 30 克，猪腰 50 克，花生仁 10 克，胡萝卜 20 克，盐、葱花各适量

做法

1. 花生仁洗净；黑米、赤小豆洗净后泡 1 小时；胡萝卜洗净切块；猪腰洗干净，切成腰花。
2. 将泡好的黑米、赤小豆、猪腰同入锅，加水煮沸，下入花生仁、萝卜，中火熬煮半小时。
3. 等黑米、赤小豆煮至开花，加入盐调味，撒上葱花即可。

健康指南

　　黑米与豆类、花生一起熬粥，能使黑米中的脂溶性维生素 E 更好地被人体吸收，常食此粥有助于增强人体的免疫力。另外，此粥有补肾健脑、养肝明目、滋阴养血的作用。

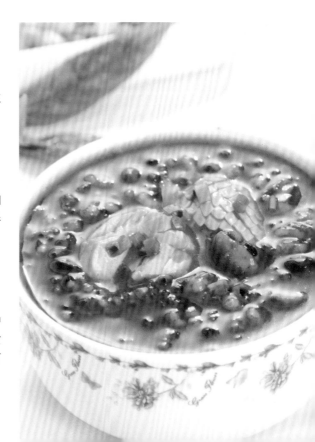

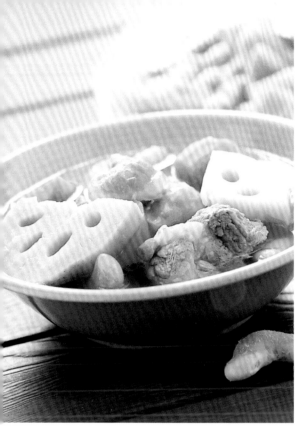

莲藕菱角排骨汤

材料

猪排骨 500 克，莲藕、菱角各 100 克，胡萝卜 80 克，盐 4 克，醋 10 毫升

做法

1. 猪排骨斩块，氽烫，捞出洗净。
2. 莲藕削去皮，洗净切块；胡萝卜洗净、切块；菱角入开水中烫熟，捞起，剥净外壳。
3. 将猪排骨、莲藕、胡萝卜、菱角放入锅内，加水盖过材料，加入醋，以大火煮开，转小火炖 40 分钟，加盐调味即可。

健康指南

　　猪排骨可提供人体生理活动必需的优质蛋白质、脂肪，尤其是丰富的钙质可维护骨骼健康，有强筋壮骨、益精补血的功效。菱角营养丰富，熟食能益气健脾。

冬瓜薏米煲鸭

材料

冬瓜 200 克，鸭肉 200 克，红枣 10 颗，薏米 20 克，生姜 3 片，盐 2 克，香油、食用油各适量

做法

1. 冬瓜洗净，切块；鸭肉洗净，剁块后氽熟；红枣、薏米泡发，洗净。
2. 热锅烧油，爆香生姜片和鸭肉，盛入砂锅，放入红枣、薏米和适量水，小火煲 1 小时，放入冬瓜煮至肉熟，调入盐，淋入香油即可。

健康指南

　　此汤具有降血糖、健脾祛湿、滋阴补虚的功效，老年人常常食用，能增强机体的免疫功能，从而提高抗病能力。

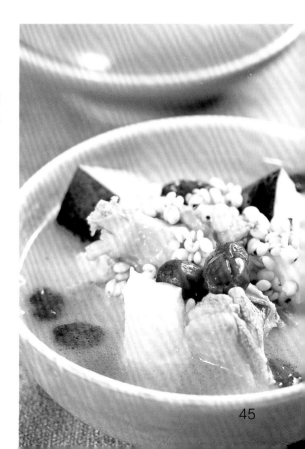

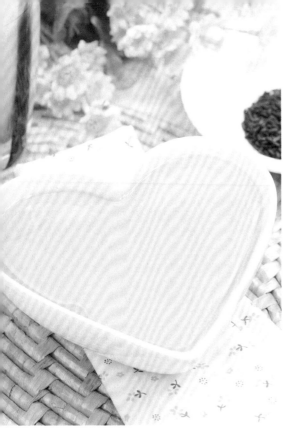

牛奶黑米汁

材料

黑米 100 克，脱脂牛奶 200 毫升，白糖适量

做法

1. 黑米淘洗干净，泡软。
2. 将黑米放入豆浆机中，添水搅打煮熟成汁。
3. 滤出黑米汁，加入脱脂牛奶和白糖搅拌均匀即可。

健康指南

　　老年人常饮用此饮品可强身健体、延缓衰老、降低血压。脱脂牛奶含有丰富的维生素 D、钙、铁等营养成分，不仅能强身健体，还有助于补钙补铁，可预防骨质疏松症和缺铁性贫血。同时，脱脂牛奶中胆固醇含量极少，其中富含的镁元素和钙元素能保护心血管系统。此外，黑米还具有滋阴补肾、益气补血、降低血压的功效。

桑葚青梅杨桃汁

材料

桑葚 100 克，杨桃 50 克，青梅 40 克

做法

1. 将桑葚洗净；青梅洗净，去皮；杨桃洗净后切块。
2. 所有材料放入果汁机中搅打成汁即可饮用。

健康指南

　　此饮具有滋阴血、补肝肾、助消化、降血脂和血压的功效。饮品中的桑葚含有大量的水分、碳水化合物、多种维生素、胡萝卜素及人体必需的微量元素等，能有效地扩充人体的血容量，且补而不腻，适宜于老年性高血压患者食疗之用。而且常吃桑葚能显著提高免疫力，具有延缓衰老、美容养颜的功效，非常适合老年人食用。

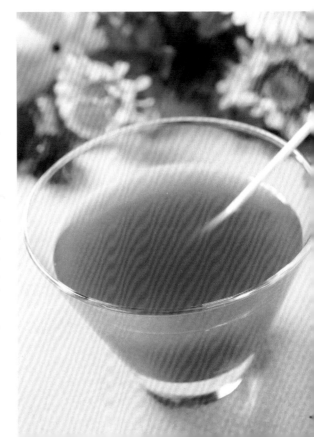

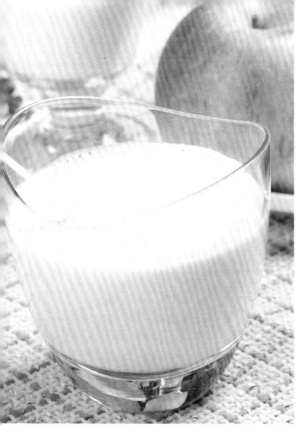

山药苹果酸奶

材料

鲜山药 200 克，苹果 200 克，酸奶 150 毫升，冰糖少许

做法

1. 将鲜山药削皮，用清水洗净，切成块备用。
2. 苹果洗净，去皮，去核，切成块。
3. 将鲜山药、苹果放入搅拌机内，倒入酸奶、冰糖搅打即可。

健康指南

　　此饮品酸甜可口，还可以增强老年人的食欲，丰富的维生素可以帮助提高身体的免疫力。酸奶能促进消化液的分泌，因而能增强老年人的消化能力，促进食欲。山药和苹果均可辅助降低血压和血糖。

石榴苹果汁

材料

石榴、苹果、柠檬各 1 个

做法

1. 剥开石榴的皮，取出果实；将苹果削皮洗净，去核，切块。
2. 将苹果、石榴、柠檬放进榨汁机，榨汁即可。

健康指南

　　石榴含有多种人体所需的营养成分，果实中含有维生素 C、B 族维生素、有机酸、糖类等，可以增强人体免疫力。苹果含丰富的锌，锌是构成核酸及蛋白质不可或缺的营养素，多吃苹果还可以增强记忆力；此外，苹果中还含有丰富的膳食纤维，有促进消化、缓解便秘的功效。将石榴、苹果搭配柠檬，酸甜适中，富含营养，是老年人的优良之选。

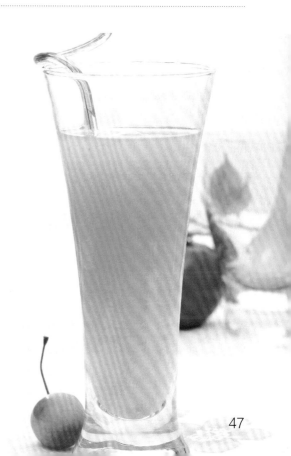

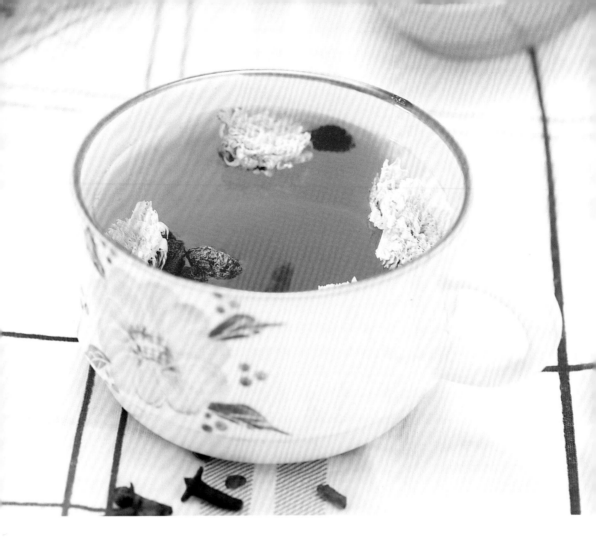

杞菊饮

材料

枸杞子 10 克，杭菊花 5 克，绿茶包 1 袋

做法

1. 将枸杞子、杭菊花与绿茶包一起放入保温杯。
2. 冲入沸水，加盖闷 15 分钟。
3. 稍凉后即可饮用。

健康指南

　　本品具有清肝明目、利尿降脂的作用。枸杞子中含有的枸杞子多糖具有提高人体免疫功能、预防和抑制肿瘤，以及预防动脉粥样硬化等作用，还可以抗衰老、清除自由基、明目、抗疲劳。

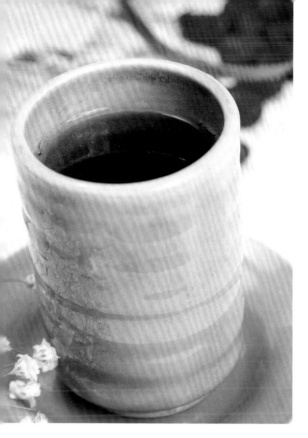

人参红枣茶

材料

红枣 25 克，人参、红茶各 5 克

做法

1. 将人参、红枣（去核）洗干净备用。
2. 将红枣、人参和红茶一起放入锅中。
3. 加入适量水煮成茶饮即可。

健康指南

　　本品具有大补元气、补血强身、增强免疫力的功效，适合心血虚、气血两虚的老年人饮用。红茶富含黄酮类化合物，能消除自由基，具有抗氧化作用，能够使心肌梗死的发病率降低；红茶还可以帮助胃肠消化、促进食欲、利尿消肿，并增强心脏功能。

玫瑰红茶

材料

玫瑰花 5 克，红茶 3 克

做法

1. 将玫瑰花、红茶冲洗净，一起放入杯中，冲入沸水。
2. 加盖闷 5 分钟即可饮用。
3. 可反复冲饮至茶淡。

健康指南

　　此饮品是天然的健美饮料，有助于保持皮肤光洁白嫩，减少皱纹，还能抗氧化、防辐射、预防肿瘤。此外，本品还富含维生素 K、维生素 C 等营养成分，具有抗血小板凝集、降血压、降血脂的作用，对老年人防治心血管疾病十分有利。

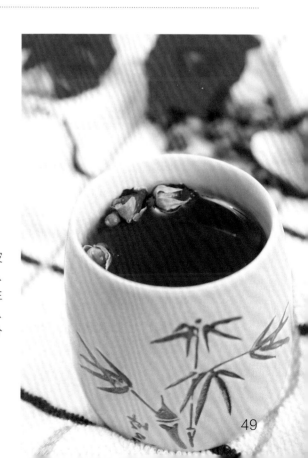

49

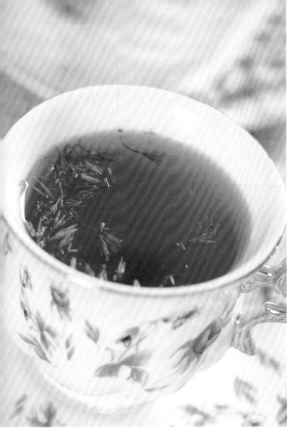

红花绿茶

材料

红花5克，绿茶3克

做法

1. 将红花、绿茶冲洗干净，一起放入杯中，冲入沸水。
2. 加盖闷5分钟，即可饮用。

健康指南

　　绿茶中的维生素A、维生素E含量丰富，并含有多种抗癌、防衰老的微量元素，有助于保持皮肤光洁白嫩，减少皱纹，还能抗氧化、防辐射、预防肿瘤。此饮品具有活血化淤的功效，可促进血液循环，有效降低血糖、血压、血脂，防治动脉硬化、冠心病、脑卒中等病。

茯苓豆腐

材料

豆腐500克，茯苓30克，香菇、枸杞子、清汤、盐、淀粉、食用油各适量

做法

1. 豆腐洗净挤干水，切小方块，撒上盐；香菇、枸杞子、茯苓均洗净泡发。
2. 豆腐块入油锅炒至金黄，捞出。
3. 清汤、盐及枸杞子、茯苓一起倒入锅内烧开，加淀粉勾芡，再倒入豆腐块与香菇炒匀。

健康指南

　　这道菜有健脾化湿、消食减肥的功效。茯苓味甘淡，具有健脾和中、淡渗利湿的作用，常用于食欲不振、消化不良等。豆腐不仅能调和脾胃、助消化，还对齿、骨骼的生长发育有益，能预防和抵制骨质疏松，延缓衰老和预防阿尔茨海默病。

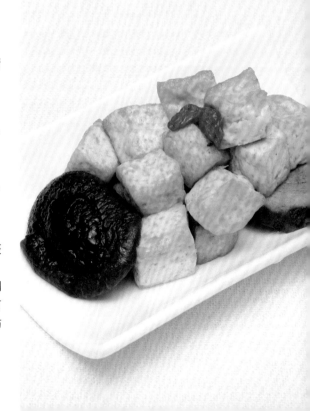

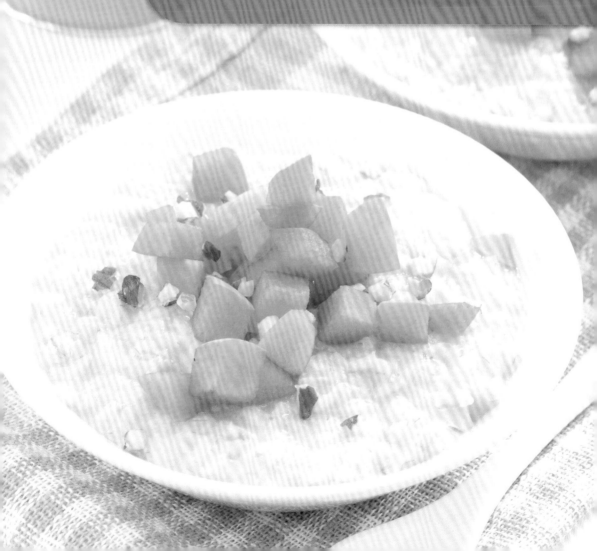

PART 2

补益五脏篇

人的年龄增大，人体器官就会跟着老化，五脏的功能也会逐渐衰退。对老年人来说，保护五脏，维护好心、肝、脾、肺、肾的功能就显得尤为重要。高血压、高脂血症、冠心病、肠胃病等老年人的常见病症，都与五脏的功能有着密切联系，本篇将着重介绍有利于老年人补益五脏的食谱。

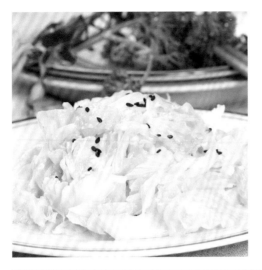

黑芝麻包菜

材料
包菜嫩心 200 克，黑芝麻 10 克，盐、食用油各适量

做法
1. 黑芝麻清洗干净，入锅内小火慢炒，晾凉后备用；包菜心清洗干净，切小片。
2. 炒锅上火，加入食用油烧热，投入包菜心炒 1 分钟后，加盐。
3. 用大火炒至包菜熟透发软，起锅装盘，撒上黑芝麻拌匀即成。

香油拌芹菜

材料
芹菜 300 克，红甜椒 50 克，香油 5 毫升，盐 3 克，蒜末适量

做法
1. 将红甜椒去蒂去籽，切末，装盘垫底用。
2. 芹菜择洗干净，切丁后，放入沸水中焯一下，捞出冷却后装盘。
3. 加入香油、蒜末、盐，拌匀即可食用。

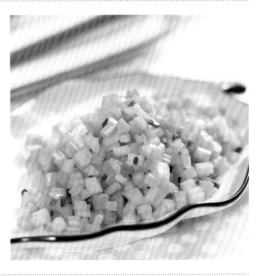

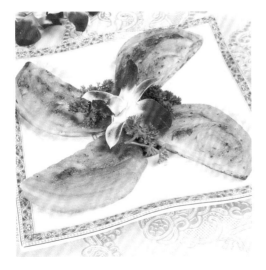

牛肉煎饼

材料
面粉 200 克，牛肉 50 克，食用油、盐各适量

做法
1. 将牛肉洗净，切末，加入适量盐、食用油拌匀入味，待用。
2. 将面粉加适量清水搅拌均匀，揉成面团，再揪成面剂，用擀面杖擀成面饼，铺上牛肉末，对折包起来。
3. 在面饼表面再刷一层食用油，下入煎锅中煎至两面呈金黄色即可。

芝麻红薯

材料

红薯 500 克，白芝麻 20 克，白糖 10 克，冰糖 20 克，食用油、香菜各适量

做法

1. 白芝麻炒香，碾碎；冰糖砸碎与白芝麻拌匀。
2. 红薯去皮洗净，切成小块，放入锅里蒸熟，稍凉时压成薯泥。
3. 锅中加食用油烧热，放入红薯泥反复翻炒，炒干后调入白糖，再点入一些油，炒至呈红薯沙时，撒上白芝麻冰糖渣和香菜即成。

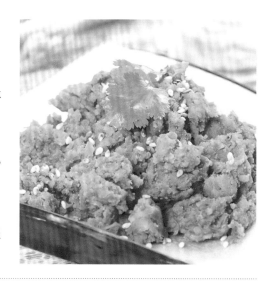

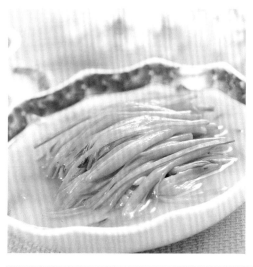

黄花菜拌海蜇

材料

海蜇 200 克，黄花菜 100 克，盐 3 克，醋 8 毫升，香油 15 毫升，胡萝卜、清汤各少许

做法

1. 黄花菜洗净；海蜇洗净；胡萝卜洗净，切丝。
2. 锅内注水烧沸，分别放入海蜇、黄花菜焯熟后，捞出沥干放凉并装入碗中，再放入胡萝卜。
3. 向碗中加入盐、醋、清汤、香油拌匀后，再倒入盘中即可。

糖醋藕片

材料

莲藕 2 节，熟白芝麻 8 克，白糖 6 克，醋 20 毫升，盐适量

做法

1. 将莲藕削皮洗净，切成薄片，浸入淡盐水中。
2. 锅内加水烧开，放入藕片焯烫，并滴进几滴醋同煮，煮熟后捞起，沥干。
3. 将藕片加醋、盐、白糖拌匀，撒上熟白芝麻即可。

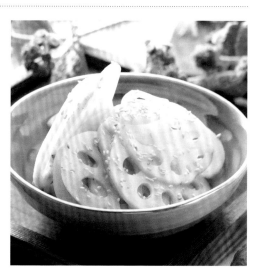

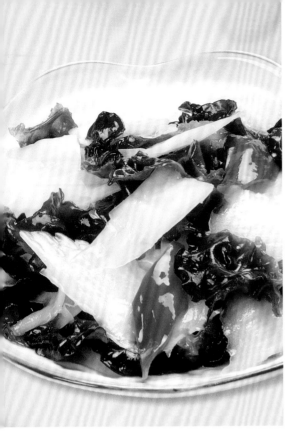

黑木耳炒大白菜梗

材料

大白菜梗 300 克，干黑木耳 40 克，红甜椒 50 克，盐 4 克，淀粉、食用油各适量

做法

1. 大白菜梗洗净，斜切片；干黑木耳泡发，撕小块；红甜椒去籽，洗净切片。
2. 锅置火上，倒入适量食用油烧热，下黑木耳和红甜椒片翻炒，加入大白菜梗，炒熟。
3. 加入盐，用淀粉勾芡，炒匀即可。

健康指南

　　此菜清爽利可口，营养丰富，含有人体所需的蛋白质、膳食纤维、碳水化合物、维生素 A、维生素 C、钙、铁等多种营养成分，可预防血栓形成；对于动脉粥样硬化、冠心病、原发性高血压等具有食疗功效，老年人经常食用，还可防癌抗癌、预防便秘。

大白菜金针菇

材料

大白菜 200 克，金针菇 100 克，水发香菇 20 克，红甜椒 10 克，盐 3 克，食用油适量

做法

1. 大白菜洗净，撕大片；水发香菇洗净切块；金针菇去尾，洗净；红甜椒洗净，切丝备用。
2. 炒锅洗净，置于火上，倒入适量的食用油加热，先后下入香菇块、金针菇、大白菜片翻炒。
3. 最后加入盐，炒匀装盘，撒上红甜椒丝即可。

健康指南

　　大白菜富含维生素 C 和膳食纤维，能抑制血脂升高、降胆固醇、防治心脑血管疾病，同时还有助于预防肝脏疾病和消化性溃疡。

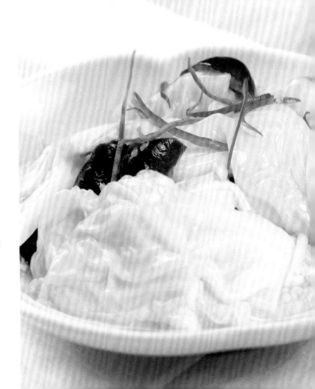

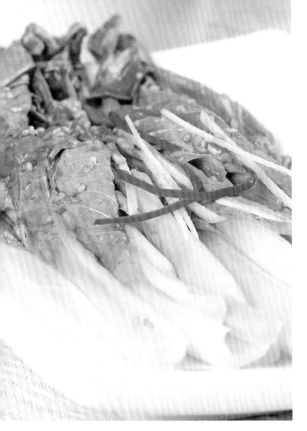

白芝麻炒小白菜

材料

小白菜 200 克，白芝麻 15 克，生姜丝 10 克，红甜椒丝 10 克，盐 3 克，食用油适量

做法

1. 放少许白芝麻到锅里，小火干炒，等到它的香味出来时盛盘。
2. 小白菜清洗干净；锅中加食用油烧热，放生姜丝炝锅，放入小白菜和红甜椒丝，大火快炒。
3. 放盐调味，至熟时把白芝麻放进去，再翻炒片刻即可出锅。

健康指南

　　此菜中的小白菜含有大量的膳食纤维和维生素 C，搭配富含蛋白质、铁、钙、磷、维生素 A、维生素 E、亚油酸、卵磷脂等营养素的芝麻食用，有强壮身体、降血脂的功效。

竹笋扒油菜

材料

油菜 200 克，香菇 50 克，竹笋 50 克，蚝油 10 毫升，白糖 20 克，盐 3 克，淀粉、香油、食用油各适量

做法

1. 油菜洗净，入沸水中焯烫；锅中加少许油烧热，放入油菜翻炒，调入少许盐，炒熟盛出，摆盘呈圆形。
2. 香菇、竹笋洗净，切小块，放入油锅中煸炒，加蚝油、水，调入剩余盐、白糖，焖约 5 分钟。
3. 用淀粉勾芡，调入香油，盛出放在摆有油菜的盘中间即可。

健康指南

　　此菜中的油菜低热量、低脂肪，且富含膳食纤维，能减少胃肠道对脂肪的吸收，并能改善老年人的肠胃功能。

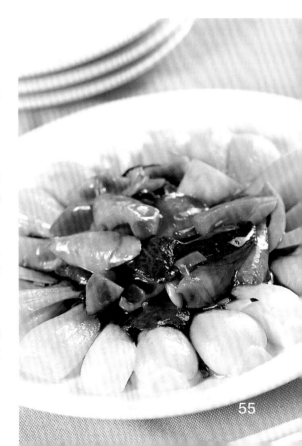

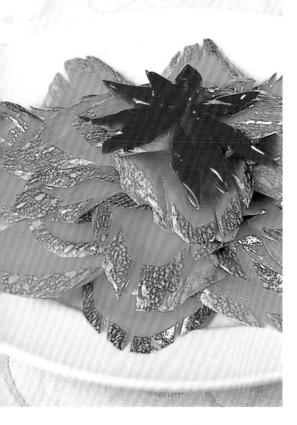

醋熘西葫芦

材料

西葫芦 500 克，红甜椒 30 克，醋 10 毫升，香油 4 毫升，盐、酱油各适量

做法

1. 将西葫芦、红甜椒洗净，切片，入沸水中氽熟，装盘。
2. 把香油、盐、酱油和醋一起放入碗中，调匀成调味汁。
3. 调味汁均匀淋在西葫芦和红甜椒上即可。

健康指南

　　西葫芦富含维生素 C，有保护血管、促进胆固醇排泄、预防动脉硬化的作用。老年人常食此菜，可改善烦渴多饮的症状，还可软化血管，防止其他心血管疾病的发生。

蒜末茼蒿

材料

茼蒿 200 克，蒜 20 克，盐、食用油各适量

做法

1. 蒜去皮，洗净剁成细末；茼蒿去掉黄叶后洗净。
2. 锅中加水烧沸，将茼蒿稍焯，捞出。
3. 锅中加食用油，炒香蒜末，下入茼蒿，调入盐，翻炒均匀即可。

健康指南

　　茼蒿含有一种挥发性的精油以及胆碱等物质，具有降血压、防治心脑血管疾病的作用。蒜可帮助保持体内某种酶的适当数量而避免出现高血压，是天然的降压药物，还可防止血栓形成，减少心脑血管栓塞的发生。

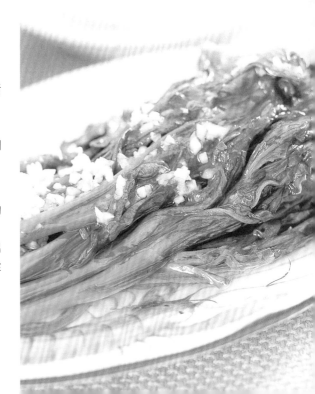

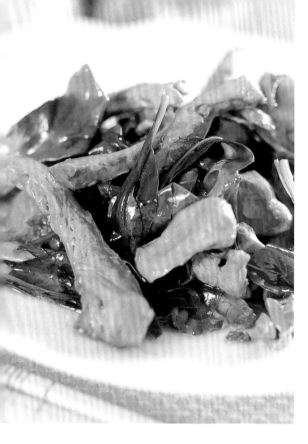

枸杞叶炒猪心

材料

枸杞叶 50 克，猪心 1 个，盐、食用油各适量

做法

1. 将猪心洗净，切片；枸杞叶也洗净。
2. 锅置火上，往锅中放食用油烧至六七成热后，加入猪心片与枸杞叶，炒熟，加入盐调味即可。

健康指南

　　猪心营养十分丰富，可以养血、补心，对加强心肌营养、增强心肌收缩力也有很好的作用。枸杞叶性平味甘，有滋补肾阴、清肝明目的功效。

黑木耳炒鸡肝

材料

鸡肝 150 克，干黑木耳 80 克，盐 3 克，生姜丝、葱段、黄酒、食用油各适量

做法

1. 将鸡肝洗净，切片；干黑木耳泡发洗净，切丝。
2. 热锅烧热食用油，放生姜丝和葱段爆香，再放鸡肝片炒匀。
3. 随后放黑木耳丝和盐，翻炒 5 分钟，加少许水，盖上锅盖，稍焖片刻即可。

健康指南

　　黑木耳有补血、润肠的功效，经常吃黑木耳可保护心脑血管健康。鸡肝含有丰富的蛋白质、钙、磷、铁、锌、维生素等营养物质，营养价值很高。

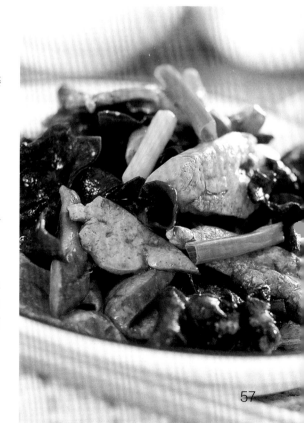

口蘑扒油菜

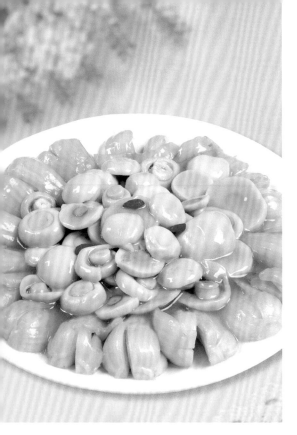

材料
油菜 200 克，口蘑 150 克，枸杞子 30 克，盐 3 克，蚝油 10 毫升，高汤、食用油各适量

做法
1. 油菜洗净，对半剖开，入沸水中焯水，沥干，摆盘中；口蘑洗净，切片，沥干备用；枸杞子洗净。
2. 锅中注食用油烧热，下入口蘑翻炒，注入适量高汤煮开，加入枸杞子。
3. 加入蚝油、盐调味，起锅倒在油菜上。

健康指南
　　口蘑具有益胃、解表、化痰、理气等功效，还能够辅助降低血压、调节血脂、减肥排毒，抑制血清和肝脏中胆固醇的上升，对肝脏起到良好的保护作用。这道菜非常适合患有高血压和高脂血症的老年人食用。

菠菜拌蛋皮

材料
鲜菠菜 300 克，鸡蛋 2 个，盐 3 克，淀粉、葱丝、生姜丝、香油各适量

做法
1. 菠菜择洗干净；鸡蛋磕入碗中，加少许盐、淀粉搅匀，放入油锅中摊成蛋皮，切丝。
2. 菠菜入沸水中焯熟，捞出挤干水分，加剩余盐、葱丝、蛋皮丝、生姜丝拌匀。
3. 锅中加香油烧热，淋在菠菜上即可。

健康指南
　　此菜具有补血益气、润燥通便、降低血脂的功效，可辅助治疗血虚便秘、贫血、高脂血症，非常适合老年人食用。其中菠菜中所含的微量元素，能促进人体新陈代谢，保持身体健康。老年人经常食用菠菜，可降低脑卒中的危险。

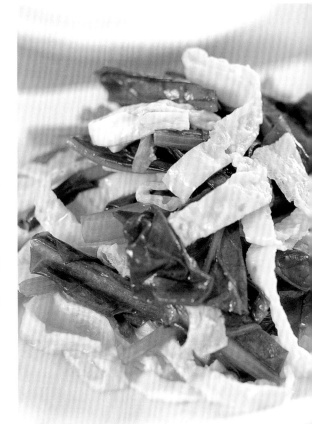

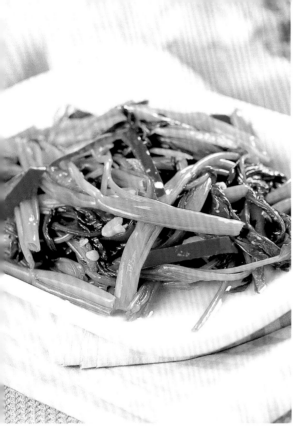

甜椒丝炒空心菜

材料

空心菜 400 克，红甜椒 20 克，盐、蒜末、食用油各适量

做法

1. 将空心菜择洗干净，切成长段；红甜椒洗净，切成丝。
2. 大火将食用油烧热，放入蒜末爆香。
3. 再将空心菜、红甜椒丝倒入锅中略炒，加入盐炒匀即可。

健康指南

　　空心菜是碱性食物，并含有钾、氯等调节水钠平衡、降低血压和血脂的元素，老年人食后可降低肠道的酸度，预防肠道内的菌群失调，对防癌有益。它的膳食纤维含量较丰富，具有促进肠蠕动、通便解毒的作用。

熘笋尖

材料

竹笋尖 180 克，盐 3 克，醋 10 毫升，食用油 5 毫升，青椒、红甜椒各适量

做法

1. 笋尖去除老皮，洗净，切成段，放入沸水中焯至八成熟，捞出，沥干水分；青椒、红甜椒洗净，去籽，切成丝。
2. 盐、醋、食用油加清水调匀，放入笋尖腌 4 小时，捞出，装盘。
3. 撒上青椒丝、红甜椒丝即可。

健康指南

　　此菜有补脾养胃、利尿降压、润肠通便等功效，适合阴虚咳嗽、咽干口渴、肥胖的老年人及高脂血症患者食用。成品中的竹笋脂肪、淀粉含量很少，属天然低脂、低热量食品，是肥胖者减肥的佳品。

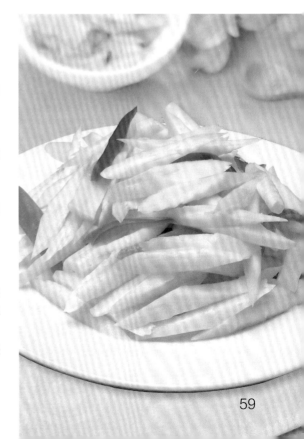

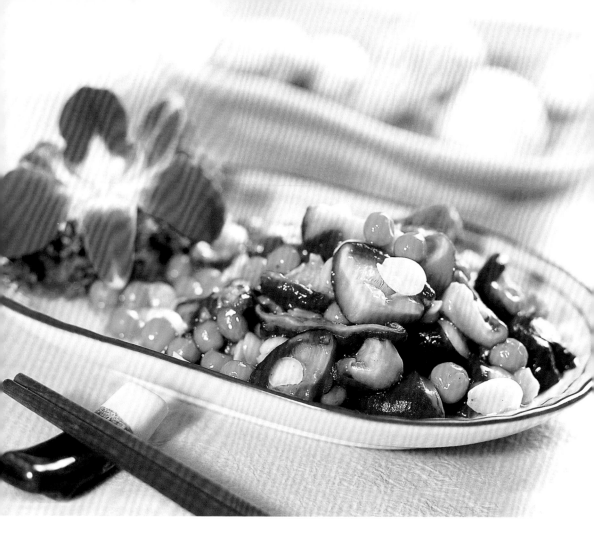

豌豆炒香菇

材料

干香菇、白果各 50 克，豌豆 30 克，盐 3 克，高汤、白糖、淀粉、香油、食用油各适量

做法

1. 干香菇泡发，洗净，切小块，沥干水分；豌豆洗净；白果洗净，下油锅略炒。
2. 炒锅烧热，放入食用油，投入香菇、白果和豌豆，略煸炒。
3. 加盐、白糖、高汤，用大火烧沸后改小火，炒至入味，再用淀粉勾芡，淋上香油即成。

健康指南

此菜滑爽适口，可促进老年人的食欲。成品中的豌豆含有的膳食纤维，能促进大肠蠕动，预防老年人便秘，具有很好的补脾养胃功效。白果可以预防心脑血管疾病，它含有抗血小板活化因子，可以防止血小板的凝集，改善血液循环，防止血栓的形成，其中的黄酮则能扩张血管、消除自由基、防止动脉硬化。香菇中的香菇腺嘌呤及香菇多糖均可促进胆固醇代谢而降低其在血清中的含量，对冠心病、动脉硬化、高血压等心血管疾病有一定的预防和治疗功效。

蚕豆炒瘦肉

材料

蚕豆200克，猪瘦肉150克，胡萝卜50克，盐、鸡精各2克，醋、淀粉、食用油各适量

做法

1. 蚕豆去皮，洗净备用；猪瘦肉洗净，切片；胡萝卜洗净，切片。
2. 热锅放食用油，放入猪瘦肉略炒，再放入蚕豆、胡萝卜一起炒，加盐、鸡精、醋调味。
3. 待熟，用淀粉勾芡，装盘即可。

健康指南

　　此菜鲜香味美，有开胃消食、润肠通便、降低血压、增强免疫力的功效，并且蚕豆和瘦肉都能有效补充人体所需的蛋白质；胡萝卜富含多种维生素以及矿物质，老年人常食可改善微血管功能，降低血压，保护视力。

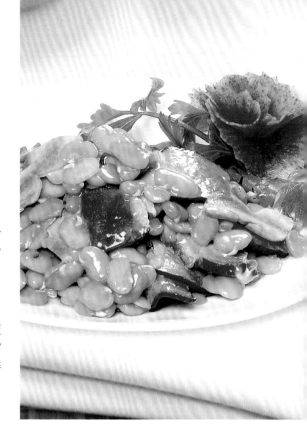

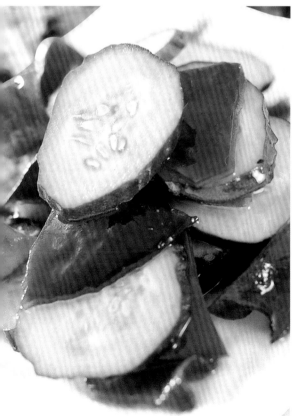

黄瓜炒黑木耳

材料

黄瓜200克，水发黑木耳50克，盐2克，味精1克，香油、白糖、食用油各适量

做法

1. 将黄瓜洗净,切片,加少许盐腌10分钟左右，装入盘中。
2. 将剩余盐、味精、白糖、香油调成调味汁。
3. 将黑木耳洗净，切成小片，入油锅中与黄瓜一起炒匀，再加入调味汁炒至入味即可。

健康指南

　　此菜中黑木耳所含的胶质，可将残留在人体消化系统内的灰尘、杂质吸附聚集，排出体外，起清涤肠胃的作用，有助于老年人排毒。同时，黑木耳含有抗肿瘤活性物质，老年人经常食用可防癌抗癌。

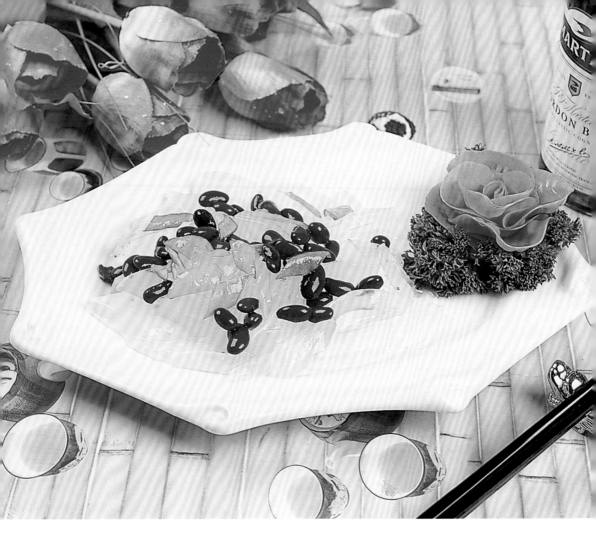

赤小豆炒芦荟

材料

芦荟 200 克，赤小豆 50 克，青椒 50 克，香油 20 毫升，醋 10 毫升，盐、食用油各适量

做法

1. 芦荟洗净，去皮，取肉，切薄片；赤小豆洗净；青椒洗净切丁。
2. 赤小豆放入锅中煮熟后，捞起沥干水。
3. 油锅烧热，加青椒爆香，放入芦荟肉、赤小豆同炒至熟，放盐、醋炒匀，淋上香油装盘即可。

健康指南

　　这道菜清淡爽口，有健胃、缓解便秘的作用。芦荟富含维生素 B_3、维生素 B_6 等，是苦味的健胃泻剂，有抗炎、修复胃黏膜和止痛的作用，有利于胃炎、胃溃疡的治疗，能促进溃疡面愈合。赤小豆是典型的高钾食物，具有清热解毒、健脾益胃、利尿消肿的功效，在治疗肠炎、痢疾、腹泻以及疮痈疖肿上都有良好的效果。赤小豆中所含的石碱成分可促进肠胃蠕动、减少便秘、促进排尿、消除肾病所引起的水肿。

西蓝花四宝蒸南瓜

材料

西蓝花 250 克,南瓜 200 克,白果、百合、银耳各 100 克,枸杞子 50 克,盐、淀粉、清汤各适量

做法

1. 除调味料外的材料均洗净,南瓜去皮切条;西蓝花切块;银耳、百合切片,与白果一起泡发。
2. 锅上火倒入清汤,烧开后放入以上材料,调入盐一起装盘,上笼蒸 3 分钟。
3. 以淀粉勾芡,即可取出食用。

健康指南

　　此菜有益胃生津、促进消化的功效。成品中的南瓜含有的果胶可保护胃肠道黏膜免受粗糙食品刺激,促进溃疡面愈合,适于胃病患者食用。南瓜还能加强胃肠蠕动,帮助食物消化。

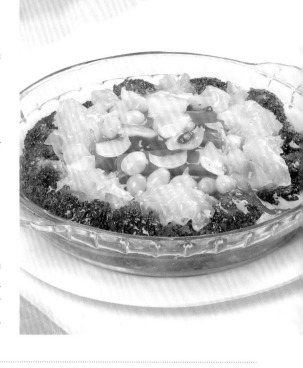

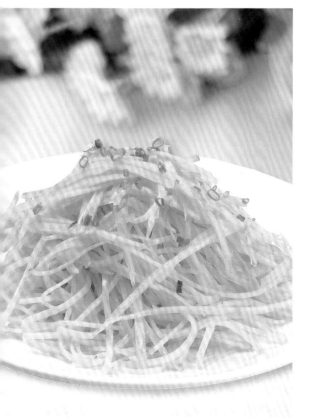

清炒红薯丝

材料

红薯 200 克,葱花 3 克,盐、食用油各适量

做法

1. 红薯去皮洗净,切丝备用。
2. 锅下食用油烧热,放入红薯丝炒至八成熟,加盐炒匀。
3. 待熟装盘,撒上葱花即可。

健康指南

　　红薯中含有的淀粉、维生素、膳食纤维等人体必需的营养成分非常丰富,红薯含有大量不易被人体消化的膳食纤维和果胶,能刺激消化液分泌及肠胃蠕动,从而起到润肠、通便的作用。

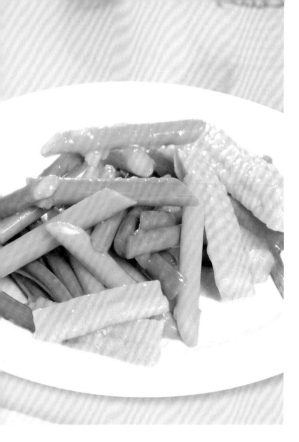

蒜薹炒玉米笋

材料
蒜薹150克,玉米笋150克,盐2克,味精1克,料酒、香油、食用油各适量

做法
1. 蒜薹洗净,切段;玉米笋用开水焯,切条。
2. 炒锅加食用油烧热,放入蒜薹煸炒,再加入玉米笋。
3. 最后加料酒、盐、味精炒熟,淋上香油即可。

健康指南
　　蒜薹外皮含有丰富的膳食纤维,可刺激大肠排便、调理便秘。玉米笋是一种低热量、高纤维、无胆固醇的优质蔬菜,可以促进肠胃蠕动、消除水肿,具有消脂、降血压、强身健体的作用。

洋葱炒芦笋

材料
芦笋200克,洋葱150克,盐3克,食用油适量

做法
1. 芦笋洗净,切成斜段;洋葱洗净,切成片。
2. 锅中加水烧开,下芦笋段稍焯后捞出沥水。
3. 锅中加油烧热,下入洋葱片炒香后,再下入芦笋段稍炒,加入盐炒匀即可。

健康指南
　　洋葱富含钾、钙等元素,能减少外周血管和冠状动脉的阻力并降低血压;同时洋葱还能刺激胃、肠及消化腺分泌,增进食欲、促进消化,其精油中含有可降低胆固醇的含硫化合物,可用于辅助治疗消化不良、食欲不振、食积内停等症,是老年人的佳蔬。

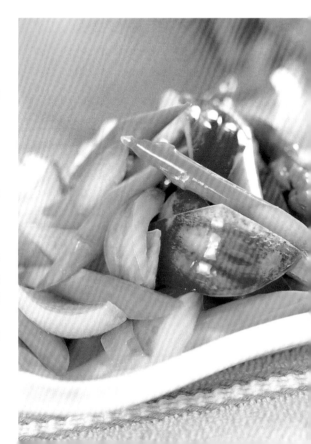

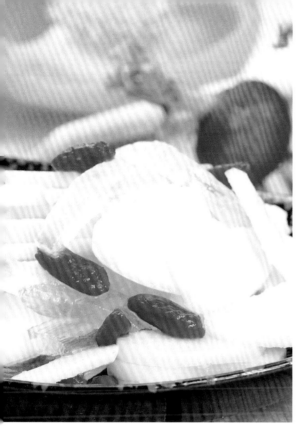

芦荟炒马蹄

材料

芦荟 150 克，马蹄 100 克，枸杞子 5 克，白糖 2 克，盐 3 克，葱丝、生姜丝、食用油各适量

做法

1. 芦荟去皮洗净切条；马蹄去皮洗净切片；枸杞子洗净备用。
2. 芦荟条和马蹄片分别焯水，沥干待用。
3. 锅中加食用油烧热，下生姜丝、葱丝爆香，再下芦荟条、马蹄片，炒至断生时加盐、白糖调味，加枸杞子，起锅装盘即可。

健康指南

　　芦荟富含 B 族维生素，有抗炎、修复胃黏膜和止痛的作用，它本身还富含铬元素，能辅助调节体内的血糖代谢。

开胃脆笋

材料

竹笋 300 克，盐 3 克，葱 3 克，红甜椒 10 克，醋、食用油各适量

做法

1. 竹笋洗净，切片；葱洗净，切成葱花；红甜椒洗净，切圈。
2. 锅下油烧热，放入竹笋炒至五成熟时，放入红甜椒，加盐、醋炒至入味。
3. 装盘，撒上葱花即可。

健康指南

　　竹笋中含有大量的膳食纤维以及人体所必需的 8 种氨基酸，适合老年人食用。竹笋含有一种白色的含氮物质，构成了竹笋独有的清香，具有开胃、促进消化、增强食欲的作用，可辅助治疗消化不良、食欲不振。

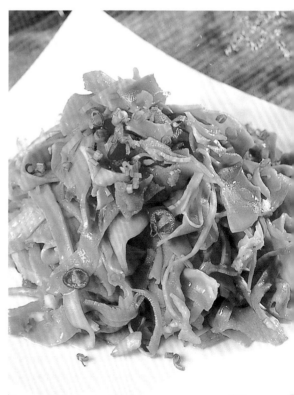

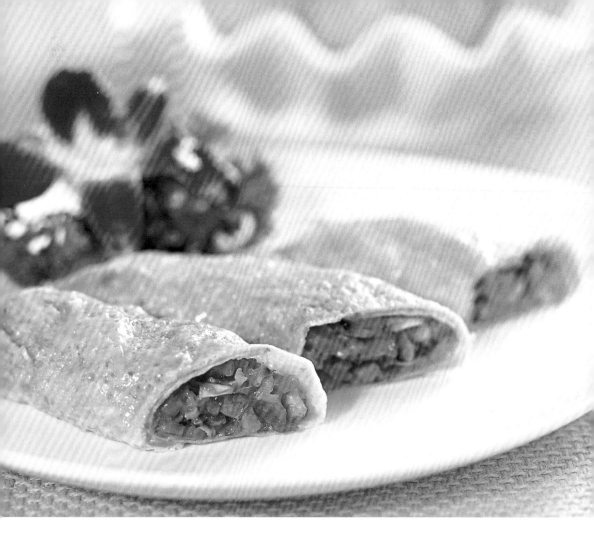

蘑菇蛋卷

材料

鸡蛋 3 个，胡萝卜 150 克，蘑菇 20 克，牛奶 25 毫升，盐、食用油各适量

做法

1. 将鸡蛋打入碗内搅散，放入牛奶和盐调匀；蘑菇洗净切薄片；胡萝卜洗净切丁。
2. 油锅烧热，倒入蛋液，制成饼，煎至呈金黄时出锅装盘。
3. 将蘑菇片、胡萝卜丁包入蛋卷内，移至蒸锅蒸熟即可。

健康指南

这道美食具有补血益气、开胃消食、滋补肠胃之功效，老年人食用有健脾养胃的功效。蘑菇中含有人体所必需的氨基酸和维生素，可以增强机体免疫力。鸡蛋和牛奶有助于修复受损的组织和促进溃疡愈合。胡萝卜含有植物纤维，吸水性强，在肠道中体积容易膨胀，可加强肠道的蠕动，从而利膈宽肠、通便防癌；胡萝卜含有的槲皮素、山柰酚，可以增加冠状动脉血流量、降低血脂、促进肾上腺素的合成，具有降压、强心的作用，是高血压、冠心病患者的食疗佳品。

鲜竹笋炒黑木耳

材料

竹笋200克,水发黑木耳150克,盐3克,葱段、食用油各适量

做法

1. 竹笋洗净,切块;黑木耳泡发洗净,切粗丝。
2. 竹笋入沸水中焯水,取出控干水分。
3. 锅中放油,爆香葱段,下入竹笋、黑木耳炒熟,调入盐,炒至入味即可。

健康指南

　　此菜鲜香味美,具有滋阴润肺、润肠通便、消脂减肥等功效,老年人食用可提高身体抵抗力。竹笋属于低脂肪、低热量食物,可治疗原发性高血压、高脂血症、糖尿病,老年人食用大有益处;黑木耳含有维生素K,能减少血液凝块,预防血栓的形成,有防治动脉粥样硬化和冠心病的作用。

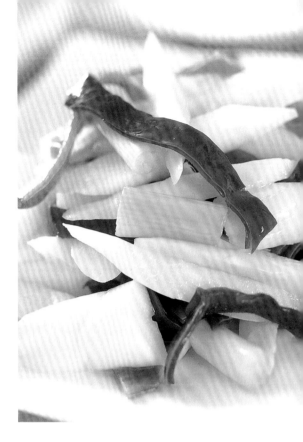

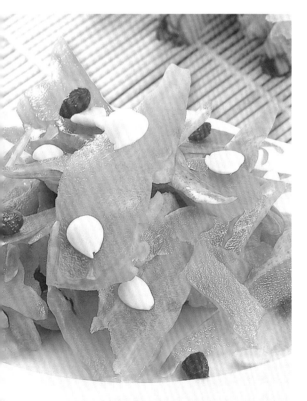

杏仁拌苦瓜

材料

苦瓜250克,杏仁50克,枸杞子5克,香油10毫升,盐3克

做法

1. 苦瓜洗净,剖开,去掉瓜瓤,切成薄片,放入沸水中焯至断生,捞出,沥干水分,放入碗中。
2. 杏仁用温水泡一下,撕去外皮,掰成两半,放入开水中烫熟;枸杞子洗净,泡发。
3. 将香油、盐与苦瓜片搅拌均匀,撒上杏仁、枸杞子即可。

健康指南

　　苦瓜中的苦瓜苷和苦味素能增进食欲、健脾开胃,食欲不佳的老年人可以常食此菜。此菜还有保持血管弹性、降低血液中胆固醇的浓度的作用。

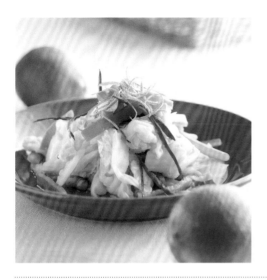

柠檬白菜

材料

白菜 80 克，海带芽 10 克，淀粉 5 克，柠檬丝 5 克，红甜椒丝 2 克，葱丝 3 克，盐 3 克，食用油适量

做法

1. 海带芽、白菜洗净，切小块，放入开水汆烫至熟，捞起沥干。
2. 起油锅，放入白菜、海带芽、葱丝、红甜椒椒丝及适量水炒匀，加入柠檬丝，加盐调味，用淀粉勾芡即可。

莴笋炒蘑菇

材料

莴笋 250 克，蘑菇 200 克，红甜椒 20 克，食用油 4 毫升，盐、白糖、淀粉、鲜汤各适量

做法

1. 将莴笋去皮，洗净切菱形片；蘑菇洗净，切小块；红甜椒洗净，切片。
2. 起锅，加入食用油，放入蘑菇片、莴笋片、红甜椒片，倒入鲜汤煮沸，最后加入适量盐、白糖烧沸，用淀粉勾芡即成。

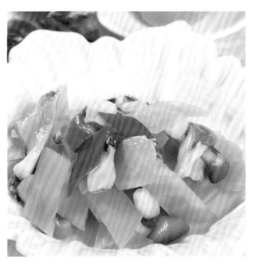

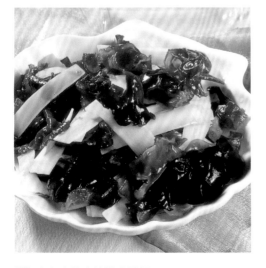

芥蓝黑木耳

材料

芥蓝 200 克，水发黑木耳 80 克，红甜椒 5 克，盐 3 克，醋 8 毫升

做法

1. 芥蓝去皮，洗净，切成小片，入水中焯一下；红甜椒洗净，切成小片。
2. 水发黑木耳洗净，摘去蒂，晾干，撕小片，入开水中烫熟。
3. 将芥蓝、黑木耳、红甜椒装盘，淋上盐、醋，搅拌均匀即可。

胡萝卜烩黑木耳

材料

胡萝卜150克，黑木耳50克，食用油5毫升，盐、鸡精、葱段各适量

做法

1. 黑木耳用冷水泡发洗净；胡萝卜洗净切片。
2. 锅置火上，倒入食用油，待油烧至七成热时，放入适量葱段煸炒。
3. 随后放黑木耳稍炒一下，放胡萝卜片，再依次放入适量的盐、鸡精，炒匀即可。

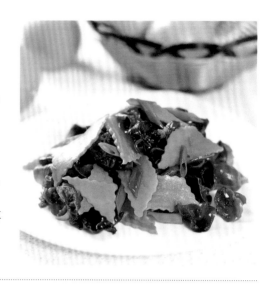

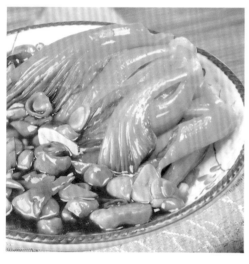

草菇扒芥菜

材料

芥菜200克，草菇150克，蒜10克，盐、鸡精、食用油各适量

做法

1. 将芥菜洗净，入沸水中氽熟装盘；草菇洗净沥干，切小块。
2. 蒜去皮切片；油锅烧热，放入蒜爆香，倒入草菇滑炒片刻，再倒入少量水烹调片刻。
3. 加盐、鸡精调味，将草菇倒在芥菜上即可。

胡萝卜炒绿豆芽

材料

胡萝卜、绿豆芽各100克，盐3克，醋、香油、食用油各适量

做法

1. 胡萝卜去皮洗净，切丝；绿豆芽洗净，备用。
2. 锅下油烧热，放入胡萝卜、绿豆芽炒至八成熟。
3. 加适量盐、醋、香油炒匀，起锅装盘即可。

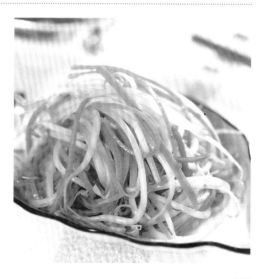

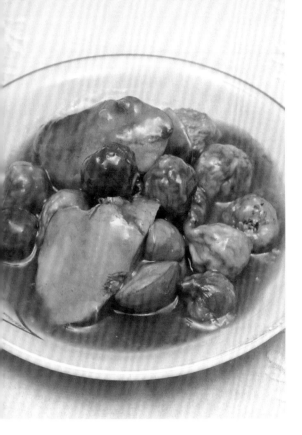

无花果煎鸡肝

材料

鸡肝 3 副，无花果干 100 克，白糖 3 克，食用油适量

做法

1. 鸡肝洗净，入沸水中汆烫，捞起沥干。
2. 将无花果干洗净，备用。
3. 平底锅加油烧热，将鸡肝、无花果干一同爆炒，至鸡肝熟透、无花果飘香。
4. 白糖加适量水，煮至溶化，待鸡肝煎熟盛起，淋上糖液调味即可。

健康指南

　　这道菜有润肠通便之效，可有效防治便秘。无花果含有多种脂类，能使肠道各种有害物质被吸附并排出体外，净化肠道，故具有润肠通便的效果。同时，无花果还能帮助消化、促进食欲，对痔疮、便秘的辅助治疗效果极好。

川乌生姜粥

材料

大米 50 克，川乌 5 克，生姜丝、蜂蜜各适量

做法

1. 把川乌洗净；大米淘洗干净。
2. 锅置火上，倒入大米加水煮粥，粥快熟时加入川乌，改用小火慢煮，待熟后加入生姜丝。
3. 待粥稍凉后加入蜂蜜，搅拌均匀即可食用。

健康指南

　　川乌具有温经散寒的作用，生姜具有温胃止呕的作用。二者同用，可用于治疗胃寒腹痛、胃寒呕吐、脾阳虚等症。

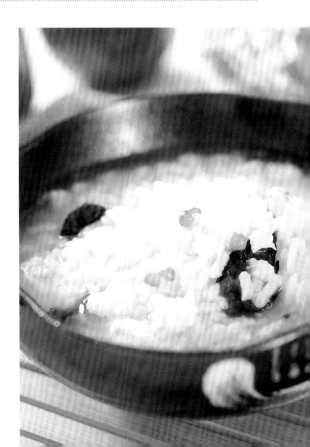

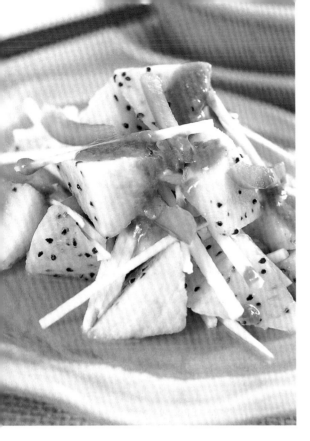

凉拌山药火龙果

材料

火龙果、鲜山药各 100 克，青椒 1 个，芝麻酱 20 克，白糖 3 克，盐 3 克，蒜 4 瓣

做法

1. 山药削皮，洗净，切丝，下沸水中焯烫。
2. 火龙果去皮，用盐水洗净，切块；蒜洗净，压成泥；青椒洗净，切丝。
3. 将芝麻酱、白糖、适量盐和山药、火龙果、青椒、蒜泥一起拌匀，入冰箱腌渍 10 分钟即可。

健康指南

　　此菜可清热解毒、润肠排毒。火龙果具有清热解毒、生津解渴、通便润肠等功效。山药能健脾养胃、补虚益气。本品十分适合老年人食用。

何首乌炒猪肝

材料

猪肝 300 克，干黑木耳 30 克，何首乌、当归各 15 克，葱段、盐、淀粉、食用油各适量

做法

1. 猪肝洗净，汆烫去腥，捞出切成薄片，备用。
2. 黑木耳洗净，泡发，切小片；将何首乌、当归放入清水中煮沸，转小火续煮 10 分钟后离火，滤去药汁后与淀粉混合均匀。
3. 油锅烧热，下葱段爆香，再猪肝、黑木耳翻炒至熟，淋上药汁淀粉即可。

健康指南

　　本品可补血养心、活血化淤，适合心血不足伴有血淤的心律失常老年患者食用。猪肝营养丰富，老年人可以适量食用。

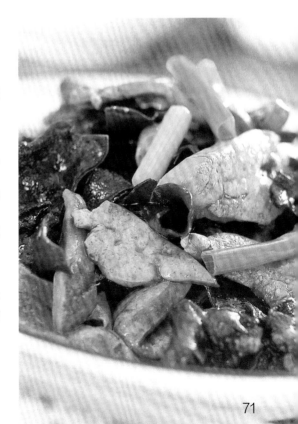

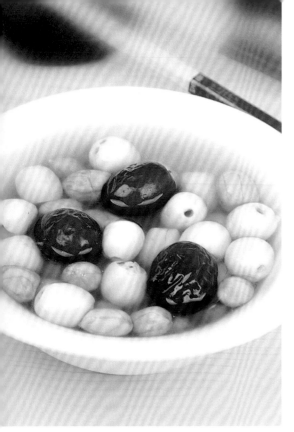

莲子红枣花生汤

材料

莲子 100 克，花生仁 50 克，红枣 3 颗，冰糖 30 克

做法

1. 将莲子、花生、红枣分别用清水洗净备用。
2. 锅上火倒入水，下入莲子、花生、红枣炖熟。
3. 撇去浮沫，调入冰糖即可。

健康指南

　　此汤具有清心安神、益肾固精、降脂润肠等功效，适合心烦失眠、便秘的老年人食用。炖煮后的花生，有不温不火、口感潮润、易于消化的特点，尤其适合老年人食用。

灵芝红枣瘦肉汤

材料

猪瘦肉 250 克，灵芝 4 克，红枣 4 颗，盐 3 克，香油适量

做法

1. 将猪瘦肉洗净、切片；灵芝、红枣洗净备用。
2. 净锅上火倒入水，调入盐，下入猪瘦肉烧开。
3. 捞去浮沫，下入灵芝、红枣煲至熟，淋上适量香油即可。

健康指南

　　这道汤有益气补虚、宁心安神的功效。红枣既含蛋白质、脂肪、碳水化合物、有机酸、黏液质和钙、磷、铁等矿物质等，又含有多种维生素，具有补中益气、养血安神的功效。

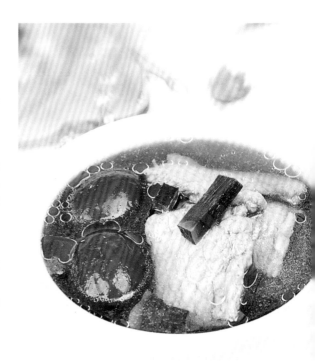

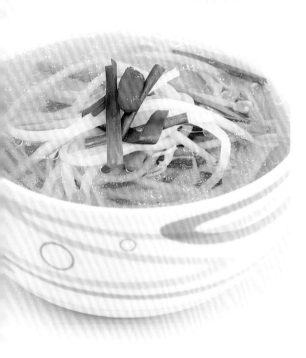

绿豆芽韭菜汤

材料

绿豆芽 100 克，韭菜 30 克，盐、食用油、枸杞子各适量

做法

1. 将绿豆芽、枸杞子洗净；韭菜洗净切段备用。
2. 净锅上火倒入油，下入绿豆芽煸炒，倒入水，调入盐煮至熟，撒入韭菜和枸杞子即可。

健康指南

　　韭菜中含有挥发性精油、大量的膳食纤维以及硫化物，能够降低胆固醇和血脂，有效预防高脂血症、高血压以及冠心病。此外，韭菜还能补肾壮阳、通利肠道。绿豆芽可清热解毒、利尿除湿、降脂减肥，对患有肥胖症、高脂血症、高血压的老年人有一定的食疗功效。将绿豆芽搭配韭菜，是老年人防治便秘的最佳选择。

山药炖鸡汤

材料

鲜山药 250 克，胡萝卜 100 克，鸡腿 100 克，盐适量

做法

1. 将鲜山药削皮，冲净，切块；胡萝卜洗净，削皮，切块；鸡腿剁块，放入沸水中氽烫，捞起，冲净。
2. 将鸡腿、胡萝卜先下锅，加水适量。
3. 以大火煮开后转小火炖 15 分钟，续下山药转大火煮沸，再转小火续煮 10 分钟，加适量盐调味即成。

健康指南

　　山药性味平和，有健脾益气的功效，能促进消化；鸡肉可以温中补气，能补益精髓，十分适合体虚乏力、消化功能低下、脾胃气虚的老年人食用。

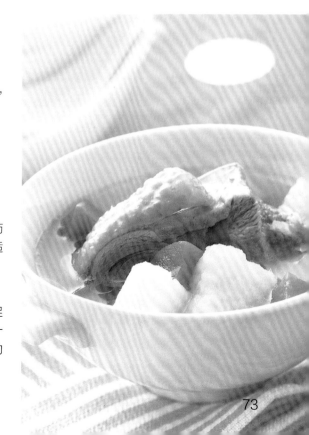

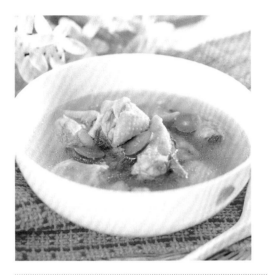

桑枝鸡汤

材料

桑枝 60 克，老母鸡半只，盐少许

做法

1. 将桑枝洗净，切小段；老母鸡，洗净，斩块。
2. 锅置火上，下入桑枝和老母鸡，再加适量清水。
3. 煮至肉熟烂、汤浓稠，加入少许盐调味即可。

冬瓜春菜汤

材料

冬瓜 250 克，春菜 60 克，盐 3 克，香油、高汤各适量

做法

1. 将冬瓜去皮，切成一指宽的长条，洗净；把春菜洗净切末备用。
2. 将冬瓜条放入沸水锅中煮 4 分钟捞出，用冷水过凉。
3. 锅中倒入高汤，放入冬瓜和春菜末，烧开后撇去浮沫，加盐调味，淋上香油即可。

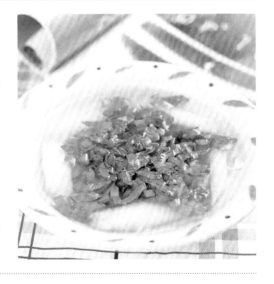

赤小豆薏米汤

材料

赤小豆、薏米各 100 克，冰糖适量

做法

1. 将赤小豆、薏米清洗干净，浸泡半天。
2. 锅置火上，加适量水，放入赤小豆和薏米用大火煮沸，再转小火熬煮。
3. 待粥煮至熟烂时，加入适量冰糖调味即可。

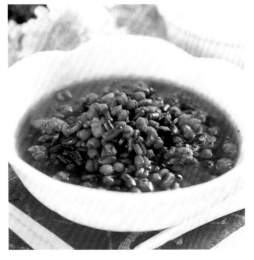

香菇白菜魔芋汤

材料

白菜 150 克，魔芋 100 克，干香菇 20 克，盐 3 克，淀粉、食用油各适量

做法

1. 香菇洗净，泡发切成片；白菜洗净切小块。
2. 魔芋洗净，成片，焯去碱味。
3. 将白菜倒入热油锅内炒软，再倒入适量水，加盐煮沸。
4. 放入香菇、魔芋煮约 2 分钟，以淀粉勾芡拌匀即可。

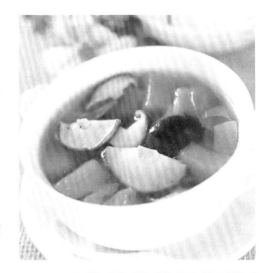

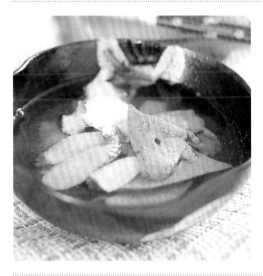

归芪猪肝汤

材料

猪肝 150 克，黄芪 30 克，当归 6 克，盐 4 克，香油 3 毫升

做法

1. 将猪肝洗净，切片，用少许盐稍腌渍。
2. 当归、黄芪用水煎 2 次，每次用水 200 毫升，煎半小时，2 次的药汁混合。
3. 药汁继续烧开，加入腌渍好的猪肝，煮熟，下入剩余盐，淋上香油即可。

茱萸枸杞子瘦肉汤

材料

猪瘦肉 100 克，山茱萸 10 克，枸杞子 30 克，龟板 20 克，盐少许

做法

1. 将猪瘦肉洗净，切小块；山茱萸、枸杞子、龟板均洗净。
2. 将山茱萸、枸杞子、龟板放入锅中，加入适量水煎 40 分钟，去渣取汁。
3. 将药汁与猪瘦肉同煮至肉熟，调入盐即可。

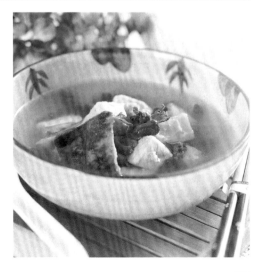

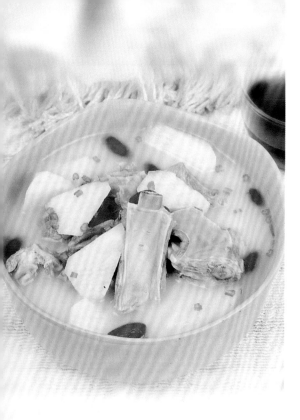

山药枸杞子羊排汤

材料

羊排250克，鲜山药100克，食用油20毫升，枸杞子5克，盐少许，葱花、生姜片各5克

做法

1. 将羊排洗净、切成块、氽烫；鲜山药去皮、洗净、切块；枸杞子洗净备用。
2. 锅中加油烧热，将生姜片爆香，加入水，下入羊排、山药、枸杞子。
3. 调入盐，煲至熟时，撒入葱花即可。

健康指南

　　这道菜具有补肾益气、强壮筋骨之功效，适用于肝肾不足、腰膝酸软的骨质疏松症患者。经常食用山药能提高免疫力、预防高血压、降低胆固醇、健补脾胃。羊排可以祛风寒、暖脾胃，具有补肾壮阳、强腰健膝、强身健体之功效。

西洋参排骨滋补汤

材料

猪排骨350克，青菜20克，西洋参5克，盐4克，葱、生姜片各4克，枸杞子适量

做法

1. 将猪排骨洗净、切块、氽烫；青菜洗净；西洋参洗净备用。
2. 净锅上火倒入水，调入盐、枸杞子、葱、生姜片，下入猪排骨、西洋参煲至熟，撒入青菜即可。

健康指南

　　猪排骨有很高的营养价值，有益精补气的功效。它除含蛋白质、脂肪、维生素外，还含有大量磷酸钙、胶原蛋白、骨黏蛋白等，可为人体提供钙质；青菜富含膳食纤维和维生素C，可促进血液循环、凉血消肿。所以这道汤有补血养颜、开胃健脾、强筋健骨的作用。

党参枸杞子猪肝汤

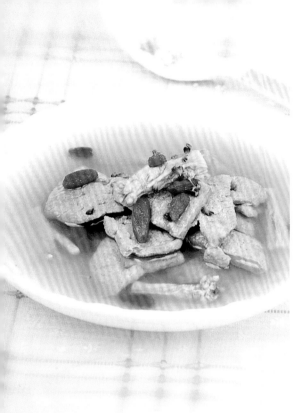

材料

猪肝 200 克，党参 8 克，枸杞子 2 克，盐 3 克，葱花少许

做法

1. 将猪肝切片，氽烫后洗净；党参、枸杞子用温水洗净备用。
2. 净锅上火倒入水，调入盐，下入猪肝、党参、枸杞子煲至熟，撒上葱花即可。

健康指南

　　这道汤具有滋肾、养肝、明目、益气的功效，适宜肝肾不足型老花眼患者食用。猪肝中铁的含量是猪肉的 18 倍，人体的吸收利用率也很高，是天然的补血佳品，对贫血、头昏、目眩、视力模糊、两目干涩、夜盲及目赤等都有较好的食疗效果。

猪腰补肾汤

材料

鲜猪腰 90 克，枸杞子 30 克，党参片 4 克，盐 3 克，生姜片 3 克，清汤、葱花各适量

做法

1. 将枸杞子冲洗干净；鲜猪腰去臊，洗净切条备用。
2. 净锅上火倒入清汤，调入盐、生姜片、党参片烧开。
3. 下入枸杞子、鲜猪腰烧沸，煲至熟，撒上葱花即可。

健康指南

　　这道汤有补肝肾、消积滞、止消渴等功效。枸杞子有提高机体免疫力的作用，可以滋补肝肾、抗衰老、明目养肝、抗肿瘤。猪腰含有蛋白质、脂肪、钙、铁和维生素等，可用于肾虚腰痛、水肿、耳聋等症的食疗。

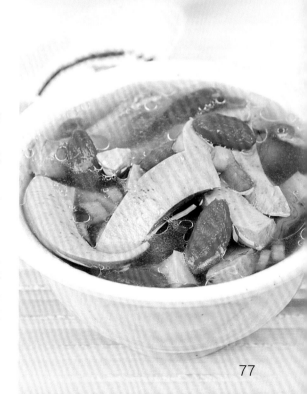

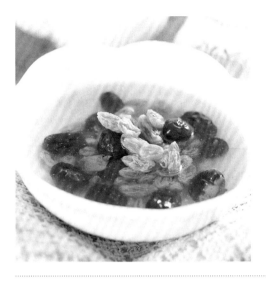

葡萄干红枣汤

材料

葡萄干 30 克，红枣 15 颗，冰糖 10 克

做法

1. 葡萄干洗净；红枣去核，洗净。
2. 锅中加适量的水，放入葡萄干和红枣煮至枣烂。
3. 放入冰糖调味即可。

银耳山药甜汤

材料

银耳、鲜山药各 100 克，莲子、百合各 50 克，红枣 6 颗，冰糖适量

做法

1. 银耳洗净，泡发备用。
2. 红枣洗净划几刀；鲜山药去皮，洗净，切成块。
3. 银耳、莲子、百合、红枣同时入锅煮约 20 分钟，待莲子、银耳煮软，将准备好的山药放入一起煮，加入冰糖调味即可。

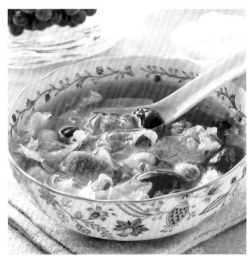

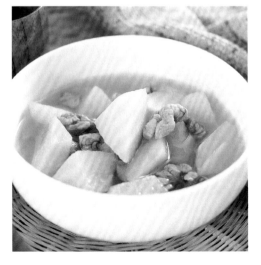

核桃冰糖炖梨

材料

梨 150 克，核桃仁 30 克，冰糖 30 克

做法

1. 将梨洗净，去皮，切块；核桃仁洗净。
2. 将梨块、核桃仁放入锅中，加入适量清水，用小火煲 30 分钟。
3. 下入冰糖调味即可。

牡蛎酸菜汤

材料

牡蛎肉 175 克，酸白菜丝 150 克，粉丝 30 克，
盐 3 克，葱段、红甜椒丝各适量

做法

1. 将牡蛎肉洗净；酸白菜丝洗净，用清水浸泡 10 分钟。
2. 粉丝泡发，切段备用。
3. 净锅上火，加入适量清水，下入牡蛎肉、酸白菜丝、粉丝煮至熟，加盐调味，撒上葱段、红甜椒丝即可。

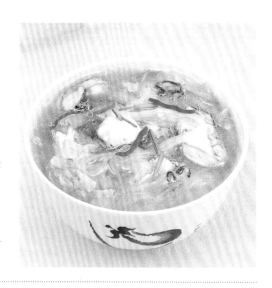

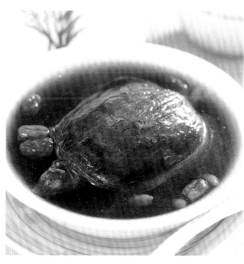

枸杞子炖甲鱼

材料

甲鱼 250 克，枸杞子 30 克，熟地黄 30 克，
红枣 10 颗，盐适量

做法

1. 甲鱼宰杀后洗净。
2. 枸杞子、熟地黄、红枣洗净。
3. 将甲鱼、枸杞子、熟地黄、红枣放入锅内，加开水适量，以小火炖 2 小时，加盐调味即可。

生姜肉桂炖猪肚

材料

猪肚 150 克，猪瘦肉 50 克，生姜 15 克，肉桂 5 克，薏米 25 克，盐 4 克

做法

1. 猪肚里外反复洗净，汆烫后切成长条；猪瘦肉洗净后切成块。
2. 生姜去皮，洗净，用刀拍烂；肉桂浸透洗净，刮去粗皮；薏米淘洗干净。
3. 将所有材料放入炖盅，加适量清水，隔水炖 2 小时。

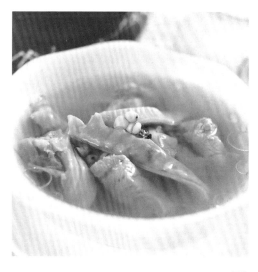

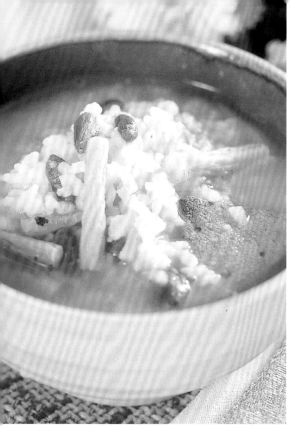

党参枸杞子猪肝粥

材料

大米 60 克，猪肝 50 克，党参 20 克，枸杞子 30 克，盐、料酒各适量

做法

1. 猪肝放入水中，加适量料酒浸泡半小时，捞出洗净，切片；大米淘洗干净；党参洗净，切段；枸杞子洗净备用。
2. 将猪肝、大米、党参、枸杞子加水同煮成粥。
3. 待粥快熟时，加盐调味即可。

健康指南

　　猪肝中含有丰富的维生素 A，具有维持人体正常生长和生殖功能的作用，可用于辅助治疗老年性肝肾两虚型白内障、头晕耳鸣等症。

川贝杏仁粥

材料

大米 100 克，川贝母、杏仁各 10 克，百合 20 克，梨 1 个，蜂蜜 30 毫升

做法

1. 将川贝母、杏仁、百合洗净；梨捣烂挤汁，共放锅内。
2. 将大米淘洗干净，放入锅内，加适量水一起煮粥。
3. 粥将熟时，加入蜂蜜，再煮片刻即可。

健康指南

　　这道粥营养丰富，有化痰止咳、润肺的功效。川贝母、百合均有清肺化痰、润肺定喘的功效；蜂蜜可润燥，为肺燥咳嗽者的食疗佳品。

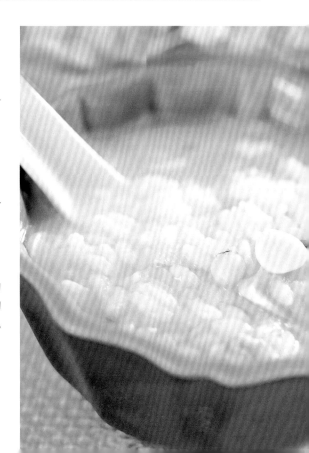

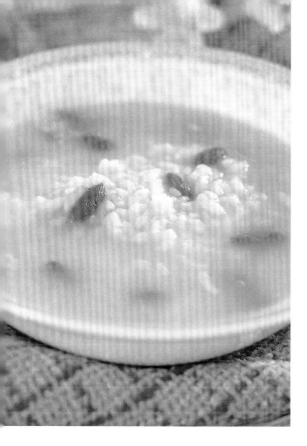

枸杞子粥

材料

大米 60 克，枸杞子 30 克，盐少许

做法

1. 将枸杞子洗净，大米淘洗干净。
2. 锅置火上，将枸杞子、大米放入锅中，加适量水同煮。
3. 待快熟时，加入盐调味，煮至粥熟烂即可。

健康指南

　　枸杞子含有丰富的胡萝卜素、维生素 A、维生素 B_1、维生素 B_2、维生素 C 和钙、铁等营养物质，有补肝肾、益精血、养肝明目、降血糖等功效。

麦门冬石斛粥

材料

大米 70 克，麦门冬、石斛各 10 克，西洋参粉、枸杞子各 5 克，冰糖 50 克

做法

1. 麦门冬、石斛洗净，放入棉布袋中包起；枸杞子洗净后用水泡软备用。
2. 大米、枸杞子、药材包一起放入锅中，熬煮成粥。
3. 再加入西洋参粉、冰糖，煮至冰糖溶化后即可。

健康指南

　　本品具有滋阴润肠的功效，适合阴虚型便秘的老年人。麦门冬具有养阴生津、润肺清心的功效，可用于治疗肠燥便秘，还可用于肺燥干咳、津伤口渴、心烦失眠、内热消渴等症。

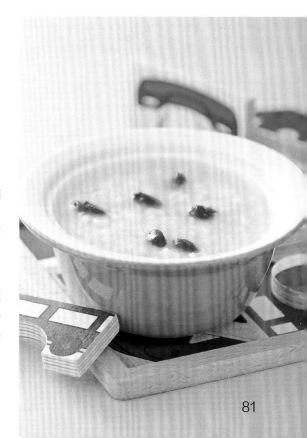

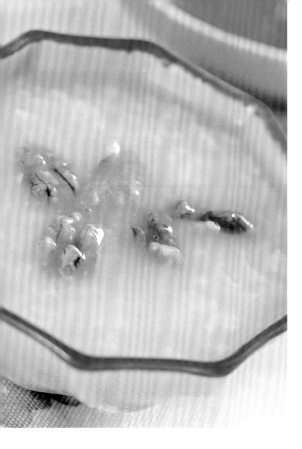

核桃仁粥

材料

核桃仁 100 克，大米 50 克，白糖 5 克

做法

1. 将核桃拍碎，取仁备用。
2. 再将核桃仁洗净；大米淘洗干净，备用。
3. 将核桃仁与大米入锅加水，用大火烧开，再转用小火熬煮成粥，调入白糖即可。

健康指南

　　这道粥中的核桃仁含有不饱和脂肪酸、蛋白质、碳水化合物、磷、铁、胡萝卜素、维生素 B_2 等成分，可润肠通便。核桃仁性温味甘，能润肠通便、补肾益气、补肺，可用于肠燥便秘、肾虚腰痛、肺肾两虚等症。

荠菜粥

材料

大米 100 克，鲜荠菜 90 克，盐适量

做法

1. 将鲜荠菜择洗净，切成 2 厘米长的段。
2. 将大米淘洗干净，放入锅内，煮至将熟。
3. 把切好的荠菜放入锅内，用小火煮至熟，加盐调味即可。

健康指南

　　此菜有健脾养胃、润肠通便的功效，老年人可以常食用。荠菜含有大量的膳食纤维，多食用后可增强大肠蠕动，促进排便，从而促进新陈代谢，有助于防治原发性高血压、冠心病、肥胖症、糖尿病、肠癌及痔疮等。大米还可补气健脾，增强胃肠功能。

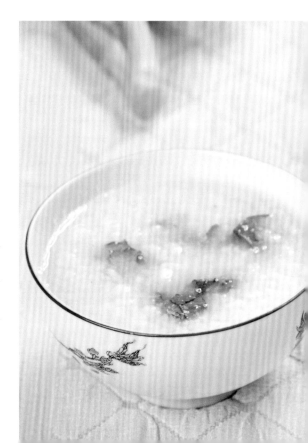

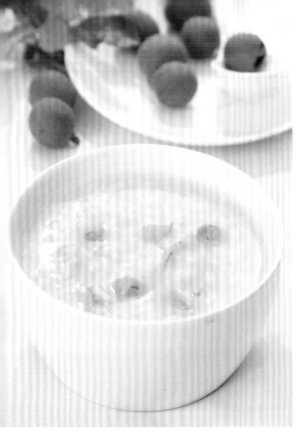

桂圆榛子粥

材料

大米90克，榛子、桂圆肉、玉竹各20克，白糖20克

做法

1. 榛子去壳去皮，洗净，切碎；桂圆肉、玉竹洗净；大米泡发洗净。
2. 锅置火上，注入清水，放入大米，用大火煮至米粒开花。
3. 放入榛子、桂圆肉、玉竹，用中火煮至熟，放入白糖调味即可。

健康指南

　　榛子本身有一种天然的香气，具有开胃的功效，其丰富的膳食纤维有助消化和防治便秘的作用；榛子中还含有一种抗癌成分紫杉酚，可用于防癌抗癌。

花生瓜子芦荟粥

材料

大米60克，芦荟、花生仁、西瓜籽各20克，盐、味精、葱花各适量

做法

1. 将大米淘洗干净；芦荟洗净，切小片；花生仁、西瓜籽洗净泡发。
2. 锅置火上，注入适量清水后，放入大米、花生仁、西瓜籽煮至熟时，放入芦荟。
3. 用小火煮至成粥，调入盐、味精入味，撒上葱花即可食用。

健康指南

　　此粥能补肾益气、润肠通便，还能降脂降糖、美容瘦身。另外，老年人食用花生好处多，最突出的好处就是能养胃，因为花生中富含膳食纤维和不饱和脂肪酸，能促进胃肠蠕动，减少脂肪和糖分在体内代谢的时间。

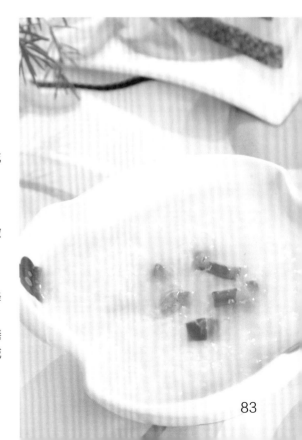

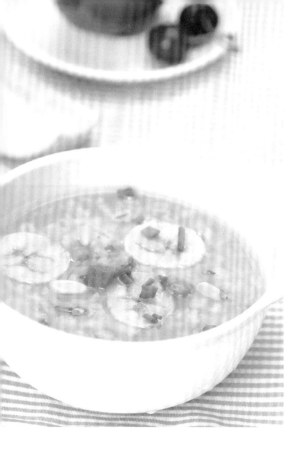

香蕉松子仁双米粥

材料

大米、糯米各 50 克，香蕉 30 克，胡萝卜丁、豌豆各 20 克，松子仁 10 克，红糖 6 克，低脂牛奶 30 毫升，葱少许

做法

1. 大米、糯米洗净，浸泡 1 小时；香蕉去皮，切片；松子仁洗净；葱洗净，切花。
2. 锅置火上，注入水，放大米、糯米、豌豆、胡萝卜丁煮至米粒开花后，加入香蕉、松子仁同煮，再加入牛奶煮至粥成，调入红糖调味，撒上葱花即可。

健康指南

此粥可润肠通便、降低血脂、益气补虚。松子中的脂肪成分是油酸、亚油酸等不饱和脂肪酸，具有防治动脉硬化的作用，还能用于治疗肠燥便秘。

红枣柏子仁小米粥

材料

小米 100 克，红枣 10 颗，柏子仁 15 克，白糖少许

做法

1. 红枣、小米洗净，分别放入碗内，泡发；柏子仁洗净备用。
2. 砂锅洗净，置于火上，将红枣、柏子仁、小米放入砂锅内，加水煮沸后转入小火，共煮成粥，至黏稠时，加入白糖搅拌均匀即可。

健康指南

本品可补血益气、养心安神，适合心血不足型的心律失常老年患者食用。

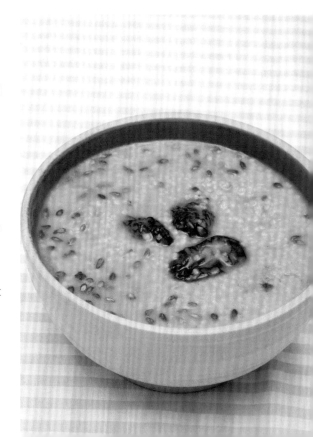

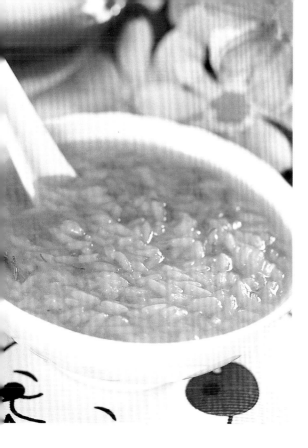

红花糯米粥

材料

糯米 100 克，红花、桃仁各 10 克，蒲黄 5 克

做法

1. 将红花、桃仁、糯米、蒲黄洗净，备用。
2. 把红花、桃仁、蒲黄放入净锅中，加水煎煮 30 分钟，捞出药渣。
3. 锅中再加入糯米煮成粥即可。

健康指南

　　本品具有活血化淤、通脉止痛的功效，适合心血淤阻型的冠心病患者食用。红花中含有一种叫红花黄素的物质，有增加冠脉血流量及营养心肌的功效。

党参白术茯苓粥

材料

红枣 3 颗，薏米 50 克，甘草 5 克，白术、党参、茯苓各 15 克

做法

1. 将红枣、薏米洗净，红枣去核。
2. 将白术、党参、茯苓、甘草洗净煎取药汁 200 毫升。
3. 锅中加入薏米、红枣，以大火煮开，加入药汁，再转入小火熬煮成粥。

健康指南

　　本品具有健脾益气、利水渗湿、宁心安神的功效，适合水饮凌心型的心律失常患者食用。薏米的根中所含的薏米醇，有降压、利尿、解热和驱蛔虫的效果，适用于高血压、尿路结石等症。

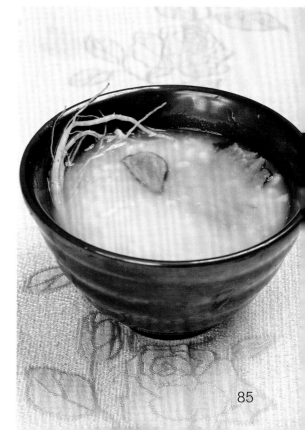

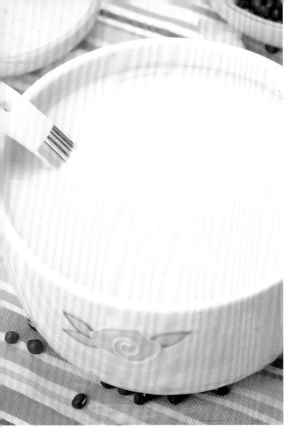

百合大米豆浆

材料

赤小豆、大米各 30 克，百合 25 克，冰糖 5 克

做法

1. 赤小豆泡软，捞出洗净；大米淘洗干净，浸泡 1 小时；百合洗净。
2. 将赤小豆、大米和百合放入豆浆机中，添水搅打成豆浆并煮沸。
3. 滤出豆渣，加入冰糖拌匀即可。

健康指南

此饮品有滋阴润肺、养心安神等功效。其中赤小豆中含有较多的膳食纤维，具有良好的润肠通便、降血压、降血脂、调节血糖、解毒抗癌的功效；百合含有维生素 B_1、维生素 B_2、淀粉、蛋白质、脂肪及钙、磷、铁、维生素 C 等营养素，具有润肺止咳、清心安神等功效。

丹参山楂大米粥

材料

大米 100 克，丹参 20 克，干山楂 30 克，冰糖 5 克，葱花少许

做法

1. 大米洗净，入水浸泡；干山楂泡发，洗净。
2. 丹参洗净，用纱布袋装好扎紧封口，放入锅中加清水熬汁。
3. 锅置火上，放入大米煮至七成熟，放入山楂，倒入丹参汁煮至粥将成，放冰糖调匀，撒上葱花即可。

健康指南

老年人容易消化不良，且易患高血压等症。山楂具有降血脂、降血压、强心、抗心律不齐等功效，另外，山楂也是健脾开胃、消食化滞、活血化淤的常用药。常食本粥可以有效地调节老年人的消化系统及心血管功能。

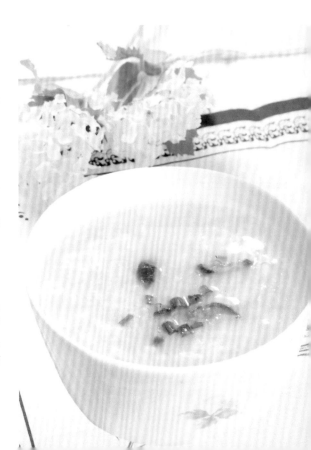

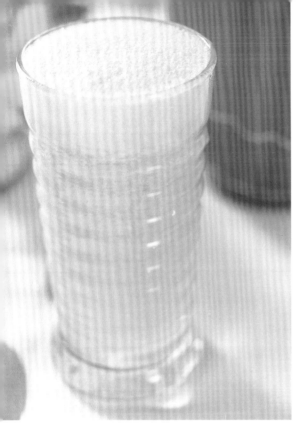

莴笋菠萝汁

材料

莴笋 200 克，菠萝 45 克，蜂蜜 15 毫升

做法

1. 将莴笋用清水冲洗干净，切成细丝备用。
2. 菠萝去皮，洗净，切小块。
3. 将莴笋、菠萝、蜂蜜倒入果汁机内，加 300 毫升水搅打成汁即可。

健康指南

此饮有消食开胃、降血脂、降压的功效，老年人食用有较好的食疗功效，还能增强身体的免疫力。菠萝和莴笋都富含钾和维生素 C，可有效降低血压和血脂，保护血管。另外，菠萝中含有一种叫菠萝蛋白酶的物质，能帮助分解蛋白质。老年人在食肉类或油腻食物后，吃些菠萝有助于消化。

雪蛤枸杞子甜汤

材料

枸杞子 10 克，雪蛤 1 只，冰糖适量

做法

1. 将雪蛤洗净，斩块；枸杞子泡发洗净，备用。
2. 锅中注清水煮开，放入雪蛤块煮至熟时，再加入枸杞子煮熟。
3. 加冰糖，搅拌待冰糖溶化即可。

健康指南

雪蛤具有补肾益精、养阴润肺的功效，枸杞子具有滋补肝肾、益精明目的功效。两者搭配食用对年老体弱、产后体虚、久病虚赢有良好的滋补作用。所以此汤是老年人，尤其是更年期女性的一道养生佳品。

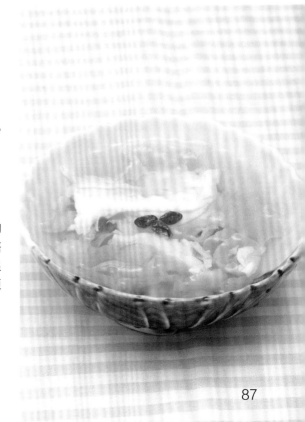

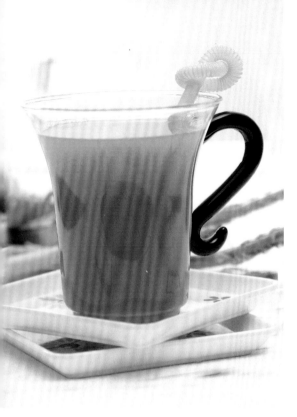

李子柠檬汁

材料

鲜李子 2 个，柠檬 1/4 个

做法

1. 李子用清水洗净，削皮，去核，备用。
2. 柠檬洗净，切汁，去皮，和李子一起放入榨汁机。
3. 再将冷开水倒入榨汁机，盖上杯盖，充分搅匀，滤掉果渣，倒入杯中即可。

健康指南

　　此饮有开胃、助消化的作用，因为李子含有大量膳食纤维，不仅不增加肠胃消化负担，还能帮助排毒；而且其富含钾、铁、钙、维生素 A、B 族维生素，有预防贫血、消除疲劳的作用。同时，此饮品还能促进胃酸和消化腺的分泌，能促进消化。老年人吃些李子可以促进消化、预防便秘。

芹菜柿子饮

材料

芹菜 85 克，柿子半个，柠檬 1/4 个，酸奶 100 毫升，冰块少许

做法

1. 将芹菜去叶洗净，切小块；柿子去皮，洗净后均以适当大小切块；柠檬去皮，备用。
2. 将芹菜块、柿子块、柠檬放入榨汁机一起搅打成汁。
3. 最后加入酸奶、冰块拌匀即可。

健康指南

　　老年人常饮用此饮品，有降低血压、软化血管、改善心血管功能的作用。其中的柿子有降低血压、预防动脉硬化之功效。柿子中维生素 C 和胡萝卜素的含量也较高，老年人食用柿子，对身体健康有益。

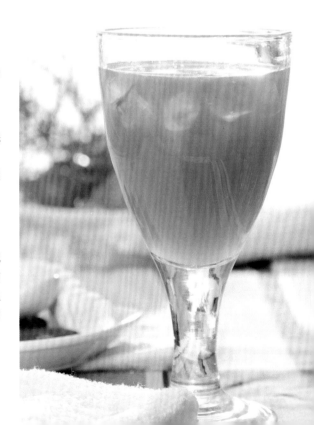

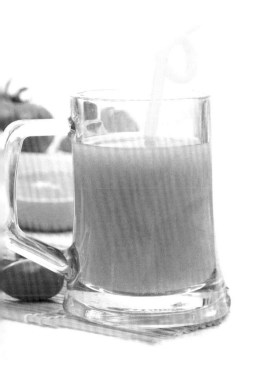

草莓芒果芹菜汁

材料

草莓、芹菜各 80 克，芒果 1 个

做法

1. 将草莓洗净，去蒂；芒果去皮，剥下果肉；芹菜洗净切小段。
2. 榨汁机中放入草莓和芹菜榨汁。
3. 把榨好的果菜汁和芒果重新榨汁拌匀即可。

健康指南

　　此饮富含多种维生素和膳食纤维，老年人食用，不仅可辅助降低血压、保护血管，还能预防便秘。其中的芒果有明显的抗氧化和保护脑神经的作用，能延缓细胞衰老、提高大脑功能。此外，芒果中还含有大量的膳食纤维，可以促进排便、预防便秘，适合高血压伴便秘的老年患者食用。

香蕉火龙果汁

材料

火龙果半个，香蕉 1 根，酸奶 200 毫升

做法

1. 火龙果去皮，切块（火龙果最好切小一些）。
2. 将香蕉去皮，切块。
3. 将准备好的材料放入榨汁机内，加入酸奶，搅打成汁即可。

健康指南

　　此饮有预防便秘、清热泻火、降血糖、降血压、降低胆固醇、美白皮肤、预防黑斑形成的作用，对高血压有食疗效果。其中火龙果果肉中芝麻状的种子更有促进肠胃消化的功能，多食用能预防老年性便秘。

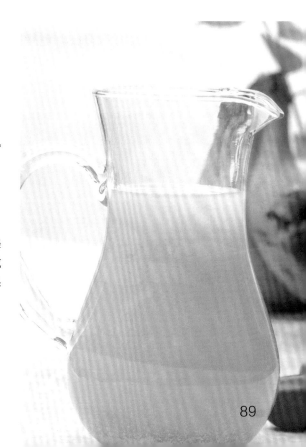

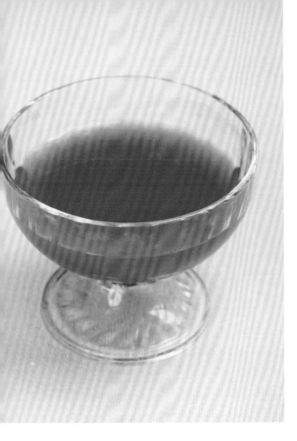

板蓝根西瓜汁

材料

红肉西瓜 300 克，板蓝根、山豆根各 8 克，甘草 5 克，果糖 8 克

做法

1. 将板蓝根、山豆根、甘草洗净，沥水。
2. 将上述药材与 150 毫升清水置入锅中，以小火加热至沸腾，约 1 分钟后关火，滤取药汁降温。
3. 西瓜去皮，切小块，放进果汁机内，加入放凉的药汁和果糖，搅匀，倒入杯中即可。

健康指南

　　西瓜含有大量的蔗糖、果糖、葡萄糖，及丰富的维生素 A、维生素 C、磷、钙、铁等营养成分，具有开胃、助消化、解渴生津、利尿、消暑、降血压的妙用。

桑葚蓝莓汁

材料

桑葚 100 克，蓝莓 70 克，柠檬汁 30 毫升

做法

1. 桑葚用水洗净，备用；蓝莓洗净，备用。
2. 再把蓝莓、桑葚、柠檬汁和冷开水放入果汁机内，搅打均匀。
3. 把果汁倒入杯中即可。

健康指南

　　本品具有养阴润燥、滋补肝肾的功效，适合肝肾阴虚型的高血压患者饮用。桑葚具有增强免疫力的作用，还可防止动脉硬化，并能辅助治疗贫血、高血压、高脂血症、冠心病、神经衰弱等病症。

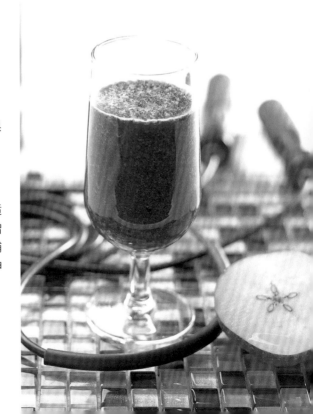

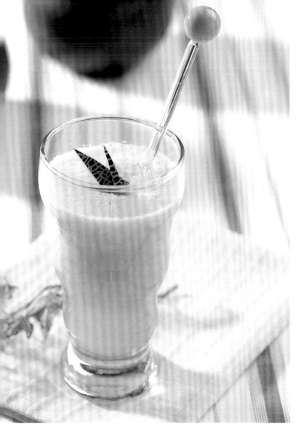

杏仁哈密瓜汁

材料

哈密瓜 300 克，杏仁 30 克

做法

1. 哈密瓜用水洗净，去皮后切成块。
2. 将杏仁、哈密瓜倒入榨汁机，加少量开水榨成汁即可。

健康指南

　　此饮具有润肺止咳、生津止渴、润肠降脂的功效，适合肺虚咳嗽、暑热烦渴、口干咽燥的老年人以及高脂血症、便秘等患者饮用。饮品中的杏仁含不饱和脂肪酸，能降低胆固醇，预防动脉硬化、心脏病。另外，杏仁还富含钙、镁等对人体有益的微量元素，常食对老年人的心脏健康极为有利。

西瓜木瓜汁

材料

西瓜 100 克，低聚糖 5 克，木瓜 1/4 个，生姜 1 克，柠檬 1/8 个，冰水 200 毫升

做法

1. 将木瓜与西瓜去皮去籽，生姜、柠檬洗净后去皮，将这几种原料均以适当大小切块。
2. 将所有材料放入榨汁机一起搅打成汁，滤出果肉即可。

健康指南

　　本品具有清热泻火、和胃生津的功效，适合肝胃郁热、胃阴亏虚型的慢性胃炎患者。西瓜具有清热止渴、解暑除烦、降压、利水消肿等功效。西瓜富含多种维生素，具有平衡血压、调节心脏功能、软化及扩张血管、预防癌症的作用，还可以促进新陈代谢。

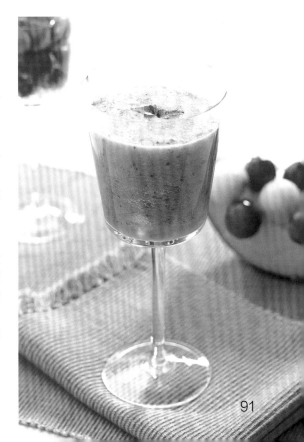

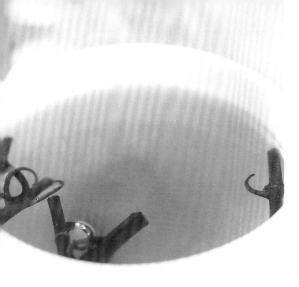

钩藤白术饮

材料

白术 30 克，钩藤 20 克，冰糖 20 克

做法

1. 钩藤洗净；白术洗净，加水 300 毫升，小火煎半小时。
2. 加入钩藤，再煎煮 10 分钟。
3. 加入冰糖调匀后即可服用。

健康指南

　　本品具有平肝潜阳、健脾化湿的功效，适合肝阳上亢型、痰湿逆阻型的高血压患者饮用。钩藤具有降血压的功效，同时还可用于治疗头晕、头痛、失眠、心悸等症。

丹参红花酒

材料

丹参 30 克，红花 20 克，白酒 800 毫升

做法

1. 将丹参、红花洗净，泡入白酒中。
2. 密封约 7 天后即可服用。
3. 每次 20 毫升左右，饭前服，酌量饮用。

健康指南

　　本品具有活血化淤、通脉止痛的功效，适合心血淤阻型的冠心病患者饮用。丹参是活血化淤、理气止痛的中药，主要用于治疗心绞痛、高血压、颈椎病以及胸肋疼痛等症。

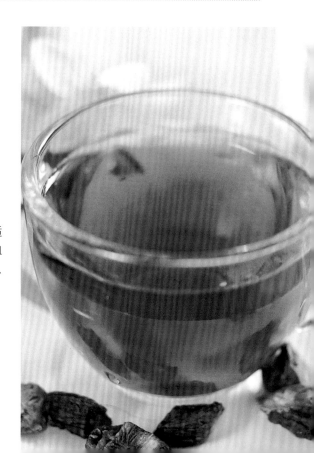

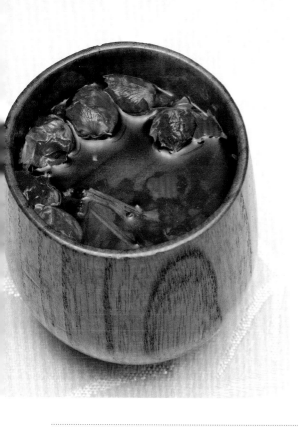

柴胡香附茶

材料

香附 10 克，玫瑰花、柴胡各 5 克，冰糖 5 克

做法

1. 玫瑰花剥瓣，洗净，沥干。
2. 香附、柴胡以清水冲净，加适量水熬煮约 5 分钟，滤渣，留汁。
3. 将备好的药汁再烧热，放入玫瑰花瓣，加入冰糖，搅拌均匀，待冰糖全部溶化后、药汁变黏稠时，搅拌均匀即可。

健康指南

　　本品具有疏肝理气、活血通络的功效，适合气滞心胸型的冠心病患者饮用。玫瑰初开的花朵及根可入药，有理气、活血、收敛等作用，可用于预防急慢性传染病、冠心病、肝病。

灵芝玉竹麦门冬茶

材料

灵芝、玉竹、麦门冬各 10 克

做法

1. 灵芝、玉竹和麦门冬洗净。
2. 将灵芝、玉竹、麦门冬放入杯中。
3. 加入沸水冲泡 10 分钟即可。

健康指南

　　本品具有益气补虚、生津滋阴的功效，对气阴两虚型高脂血症患者有很好的食疗作用。麦门冬具有养阴生津、润肺清心的功效，以水煎服，具有辅助治疗冠心病、肺虚干咳的功效。

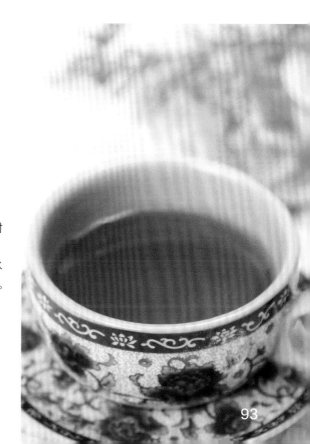

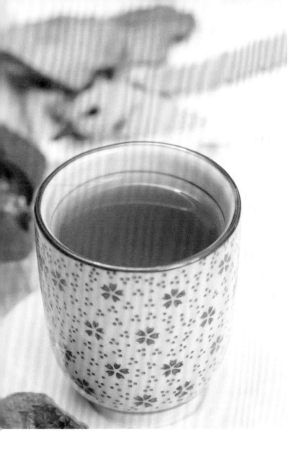

山楂茯苓槐花茶

材料

鲜山楂 4 颗，茯苓 10 克，槐花、白糖各适量

做法

1. 将新鲜山楂洗净，去核，捣烂备用。
2. 把山楂和茯苓一同放入砂锅中，煮沸 10 分钟左右滤去渣，取药汁用。
3. 用所制的药汁泡槐花，加白糖少许，温服即可。

健康指南

　　此茶可活血化淤、凉血止痢、健脾祛湿，适合痰淤阻络型以及气滞血淤型高脂血症患者饮用。山楂具有降血脂、降血压、强心、抗心律不齐等功效，同时，山楂也是健脾开胃、消食化滞、活血化淤的常用药物。山楂内的黄酮类化合物牡荆素，也是一种抗癌作用较强的药物。老年人常饮此茶，可预防血栓形成。

何首乌泽泻茶

材料

何首乌 8 克，泽泻、丹参各 5 克，绿茶 3 克

做法

1. 何首乌、泽泻、丹参洗净，备用。
2. 将所有材料放入锅中，加水 500 毫升共煎。
3. 滤去药渣后饮用。

健康指南

　　本品可滋阴补肾、利水化淤，适合肝肾亏虚、痰淤阻络、气滞血淤型高血压患者饮用。绿茶具有防癌、降血脂和减肥的功效，其富含的茶多酚成分，还有助于抑制心血管疾病；它还具有清心除烦、解毒醒酒、生津止渴的作用，老年人宜常饮此茶。

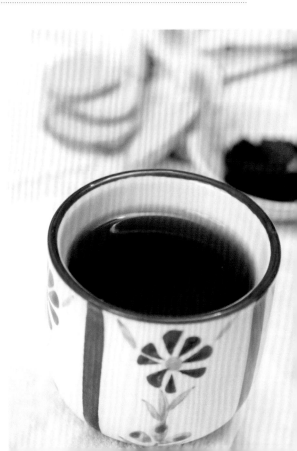

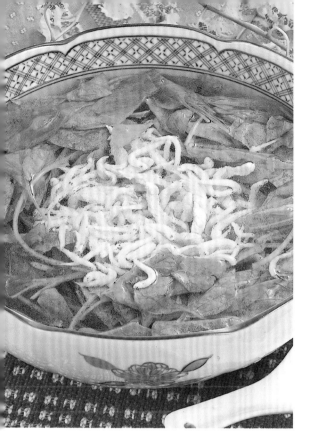

银鱼苋菜羹

材料

苋菜 100 克，银鱼 100 克，猪瘦肉 50 克，盐适量

做法

1. 将苋菜洗净，切碎；银鱼洗净，切丝；猪瘦肉洗净，切末。
2. 再将苋菜、银鱼、猪瘦肉末放入锅中，加水煮熟，加入适量盐即可。

健康指南

　　银鱼是富含钙质、高蛋白、低脂肪的鱼类，苋菜中也富含钙、镁。镁、钙对心脏活动都具有重要的调节作用，钙对骨骼健康具有重要的作用。二者搭配具有很好的食疗功效。

黑豆牛蒡炖鸡汤

材料

鸡腿 400 克，黑豆、牛蒡各 50 克，盐 4 克

做法

1. 黑豆淘净，以清水浸泡 30 分钟。
2. 牛蒡削皮，洗净切块；鸡腿洗净，剁块，汆烫后捞出。
3. 黑豆、牛蒡先下锅，加适量水煮沸，转小火炖 15 分钟；再下鸡块续炖 30 分钟，待肉熟烂，加盐调味即成。

健康指南

　　此汤中的黑豆含有丰富的维生素 A，有补肾强身、利水、解毒、润肤的功效，特别适合肾虚体弱的老年人食用。老年人常食用此汤，对肾虚体弱、腰痛膝软、颜面浮肿、风湿痹痛、关节不利、痈肿疮毒等症还有良好的防治作用。

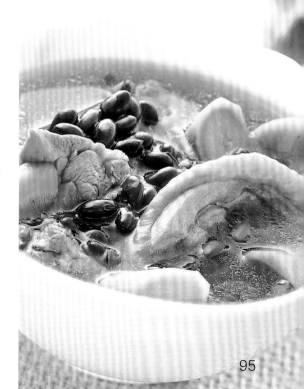

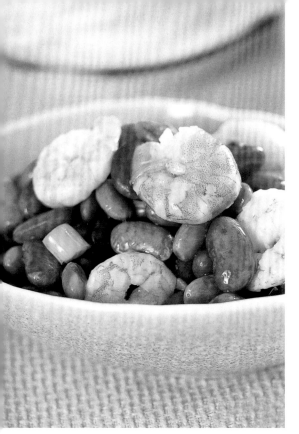

花豆炒虾仁

材料

花豆 100 克，虾仁 50 克，盐 3 克，葱 4 克，食用油适量

做法

1. 将葱洗净，切段；花豆洗净，放进清水里泡发至涨大；虾仁洗净。
2. 锅置火上，加入适量油烧热后，下入虾仁拌炒，炒至虾仁变色出锅。
3. 另起锅炒香花豆，然后加入虾仁，调入盐、葱段，炒匀即可。

健康指南

　　花豆是高淀粉、高蛋白质、低脂肪、维生素和矿物质含量都非常丰富的保健食品，有健脾益胃、增强食欲、补肾的作用。将其与虾仁共炒，有补益肾阳的功效，尤其适合肾阳虚的老年人食用。

大麦茶

材料

大麦 100 克，白糖适量

做法

1. 将大麦去掉外壳，用清水洗净，晾干，然后放进锅中，用小火炒黄炒酥。
2. 将炒好的大麦放入杯中，加入适量白糖，倒入开水冲泡即可。

健康指南

　　大麦茶有利尿通淋、消积化食的作用，是老年人居家养生的健康饮品。用大麦制成的茶饮，茶味甘美清香，营养丰富，风味独特，具有助消化、缓解便秘等多种功效，且不含茶碱、咖啡因等对人体不利的成分，老年人常饮，有助于调理脾胃功能，延缓脾胃功能的衰退。

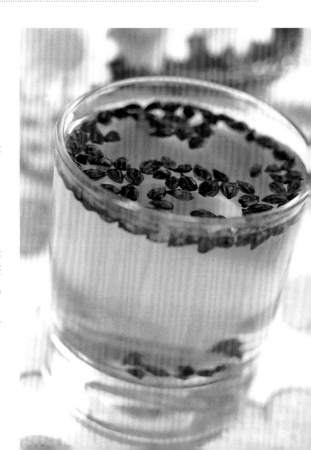

PART 3

防病祛病篇

一直有着"人老病来"的说法，随着年龄的增长，身体的各项功能就会减弱，对细菌、病菌的抵抗能力也随之变弱，人体被病毒入侵的概率就会大大增加。对老年人来说，防病才是最重要的，通过日常饮食，来达到防病祛病的效果，是一个很好的选择。

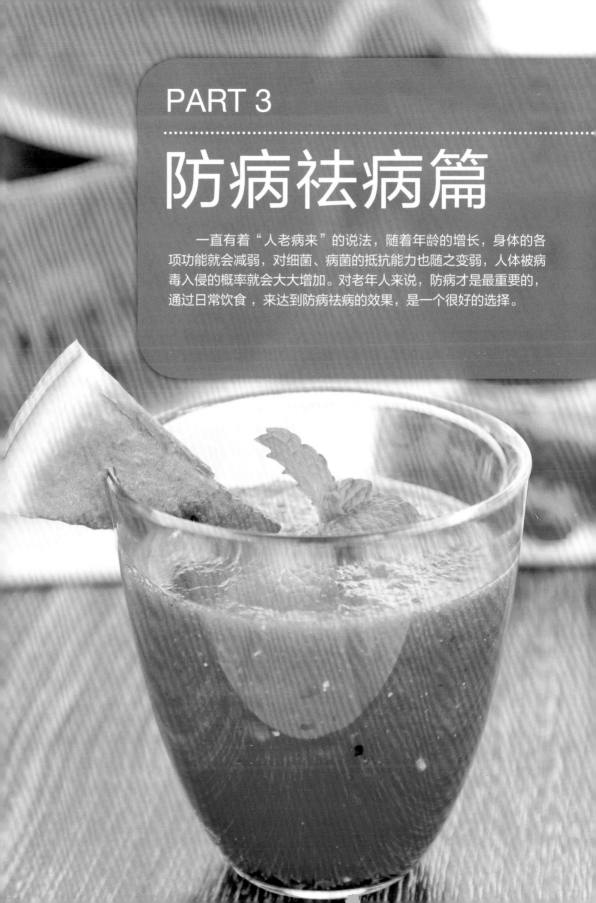

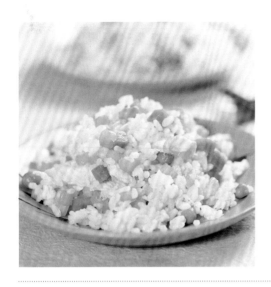

芹菜炒饭

材料

米饭 150 克，芹菜 100 克，胡萝卜 80 克，豌豆 20 克，鸡蛋 1 个，生姜 10 克，盐 3 克，食用油适量

做法

1. 胡萝卜、芹菜、生姜洗净切粒；鸡蛋加盐打散；豌豆洗净。
2. 蛋液倒入锅中炒熟，捞起。
3. 锅中入生姜、豌豆、芹菜、胡萝卜，翻炒 2 分钟后，加鸡蛋和米饭炒匀，用盐调味即可。

芹菜炒豆干

材料

芹菜 200 克，豆干 150 克，葱段 25 克，胡萝卜片、盐、食用油、香菜叶各适量

做法

1. 芹菜洗净，切菱形片，入沸水锅中焯一下捞出，用冷水冲洗，沥干水分；豆干洗净，切片放入盘中。
2. 油锅烧热，入葱段煸出香味，加胡萝卜片、豆干煸炒，放入芹菜，加盐炒至入味，装盘，用香菜叶装饰。

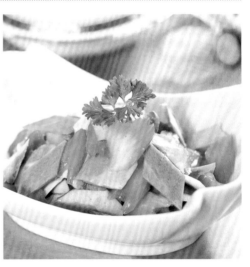

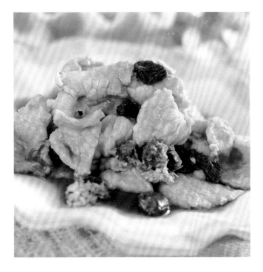

菊参肉片

材料

猪瘦肉 300 克，干菊花 50 克，丹参 10 克，清汤 200 毫升，蛋清 20 克，盐、绍酒、淀粉、香油、食用油、生姜片、葱段各适量

做法

1. 猪瘦肉洗净，切薄片；干菊花洗净泡发；丹参洗净。
2. 猪肉片用蛋清、盐、绍酒、淀粉调匀好。
3. 油锅烧热，入猪肉片、生姜片、葱翻炒，加清汤、菊花、丹参煮沸，放盐、香油拌匀。

素凉面

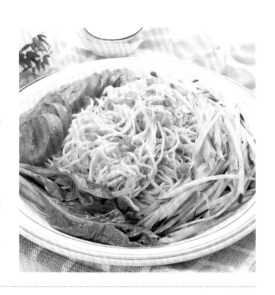

材料

手工拉面250克，黄瓜1根，西红柿1个，青菜1棵，盐、香油、芝麻酱、葱花、醋各适量。

做法

1. 手工拉面煮熟装盘。
2. 西红柿洗净，切片；黄瓜洗净，切丝；青菜洗净，摆盘。
3. 盐、香油、芝麻酱、醋调成调味汁，浇入盘中，撒上葱花即可。

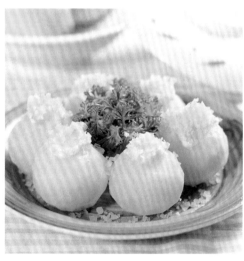

煮土豆球

材料

小土豆300克，山楂条30克，黄油30克，盐3克

做法

1. 土豆洗净，加清水和盐将土豆煮熟，剥去皮，放在盘中。
2. 将山楂条切成碎末，均匀地撒在土豆球上面，再撒上少许盐。
3. 将黄油溶化后浇在土豆球上即可。

蜜汁红薯

材料

红薯100克，桂圆适量，蜂蜜少许

做法

1. 将红薯去皮洗净，切成小丁，放入蒸锅中蒸熟。
2. 桂圆去壳后与红薯一起搅拌均匀。
3. 将蜂蜜浇在红薯上，冷却后即可食用。

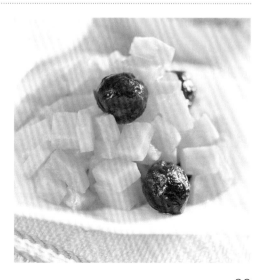

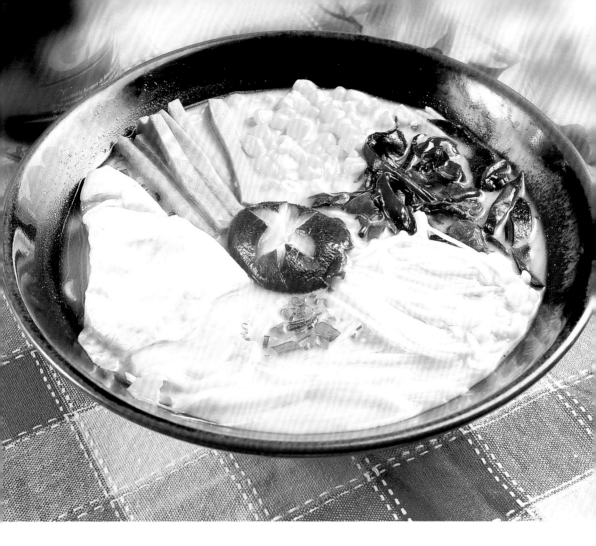

蔬菜拉面

材料

拉面 150 克，玉米粒、金针菇、包菜、绿豆芽、干黑木耳、胡萝卜各 20 克，香菇 1 朵，葱花 10 克，清汤 450 毫升，盐、香油少许

做法

1. 包菜洗净切块；胡萝卜洗净切条；黑木耳泡发切丝；葱洗净切花；玉米粒、金针菇、香菇洗净备用。
2. 锅中加清汤，放入玉米粒、金针菇、包菜、绿豆芽、黑木耳、胡萝卜、香菇、葱花煮开。
3. 下入拉面，调入少许盐和香油煮熟即可。

健康指南

这道汤面以蔬菜为主，色泽艳丽，而且热量低、清淡美味，营养丰富又不油腻，以汤水为主能满足冠心病患者的补水需求。此外，这道汤面的胆固醇与脂肪含量均较低，含有多种维生素，是有助于降低冠心病患者血脂的营养素食。尤其是玉米，玉米不但含有丰富的维生素，而且胡萝卜素的含量是黄豆的 5 倍多，也有益于抑制致癌物形成。胡萝卜中含有的槲皮素、山柰酚能增加冠状动脉血流量、降低血脂，是高血压、冠心病患者的食疗佳品。

三鲜猴头菇

材料

猴头菇 150 克，鲜香菇 100 克，荷兰豆 50 克，红甜椒 30 克，食用油 5 毫升，盐 4 克

做法

1. 将猴头菇、香菇、红甜椒分别洗净，切块；荷兰豆去老筋洗净，切段。
2. 起锅，加油烧热，放入猴头菇、香菇、荷兰豆炒至断生，加入红甜椒翻炒至熟。
3. 加入适量的盐调味，起锅盛盘即可。

健康指南

　　此菜具有降血糖、养胃、降压降脂的功效，适合患有糖尿病、高血压、高脂血症以及癌症的老年人经常食用。

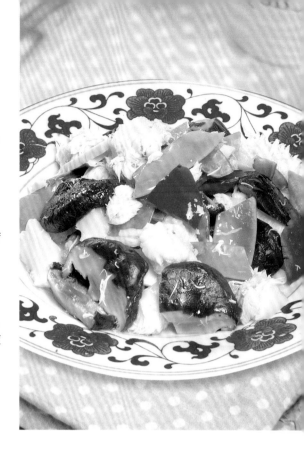

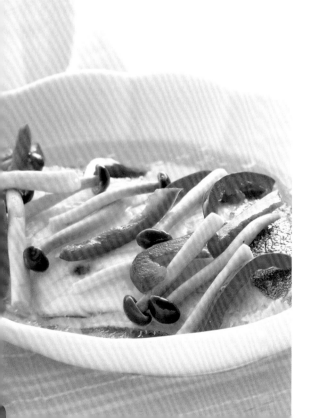

茶树菇蒸草鱼

材料

草鱼 300 克，茶树菇、红甜椒各 75 克，香油 6 毫升，盐 4 克，高汤 50 毫升

做法

1. 草鱼洗净，两面均抹上盐腌 5 分钟，置入盘中备用。
2. 茶树菇洗净切段；红甜椒洗净切细条，都铺在草鱼上面。
3. 将高汤淋在草鱼上，放入蒸锅中，以大火蒸 20 分钟，取出淋上香油即可。

健康指南

　　茶树菇是集高蛋白、低脂肪、低糖分、保健食疗等优点于一身的保健食用菌。其富含多种矿物质和维生素，能有效降低血脂和血糖，可以预防老年人患高脂血症、糖尿病等症。

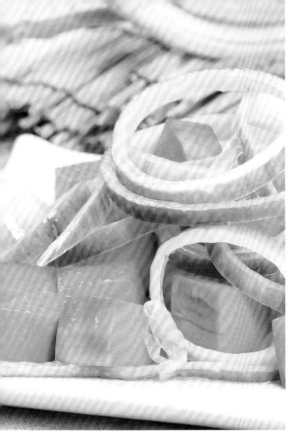

南瓜炒洋葱

材料
洋葱、南瓜各 100 克，盐 3 克，醋 5 毫升，生姜丝、蒜末、食用油各适量

做法
1. 南瓜去皮，洗净切丁；洋葱剥去老皮，洗净切圈。
2. 锅置火上，加食用油烧热，爆香生姜丝、蒜末，放入洋葱和南瓜翻炒，放少许水焖煮。
3. 调入盐、醋，翻炒均匀即可出锅。

健康指南
　　洋葱富含钾、钙等元素，能降低外周血管和冠状动脉的阻力，对抗人体内升压物质，促进钠盐的排泄，从而使血压下降。因此适合有高血压困扰的老年人食用。

凉拌海藻丝

材料
海藻 350 克，盐 3 克，香油、红甜椒各适量

做法
1. 将海藻洗净，切丝。
2. 海藻与适量的红甜椒一同放入开水锅中焯水后捞出，红甜椒切末。
3. 调入盐拌匀，再淋入适量香油即可。

健康指南
　　海藻富含膳食纤维，可通便排毒，并能预防便秘及癌症的发生。此外，海藻中还富含碘，可防治甲状腺肿大。因此，患有便秘、高脂血症、甲状腺肿大的老年人皆可食用此菜。

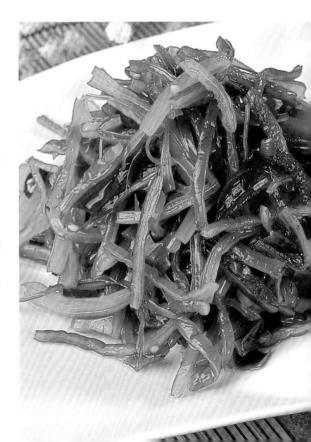

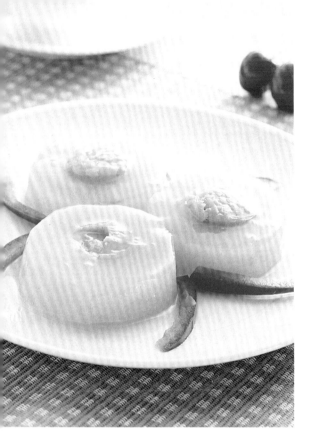

干贝蒸萝卜

材料

白萝卜100克,干贝30克,盐4克,红甜椒丝适量

做法

1. 干贝泡软,备用。
2. 白萝卜削皮洗净,切成圈段,中间挖一小洞,将干贝一一塞入,装于盘中,将盐均匀地撒在上面。
3. 将盘移入蒸锅中,将干贝和白萝卜蒸至熟,续焖一会儿,装盘,摆上红甜椒丝即可。

健康指南

　　干贝是一种高蛋白、低脂肪的食物,可滋阴补肾、调中下气,老年人常食有助于降血压、降胆固醇,有效预防心脑血管疾病的发生。白萝卜富含的钾,也能有效预防高血压,老年人常食可降低血压、软化血管。

清炒刀豆

材料

刀豆、山药、藕、南瓜各80克,马蹄4个,圣女果3个,盐3克,葱丝、生姜丝、食用油各适量

做法

1. 刀豆除去两头及老筋,洗净;山药、藕、马蹄、南瓜去皮洗净,切片;将圣女果洗净,切成两半。
2. 油锅上火加热,爆香葱丝和生姜丝,放入其余材料,用大火炒熟即可。

健康指南

　　刀豆含有丰富的钾和镁,能降低血脂并提高人体免疫力,尤其适合患有高脂血症、心脏病、动脉硬化、低钾血症的老年人食用。

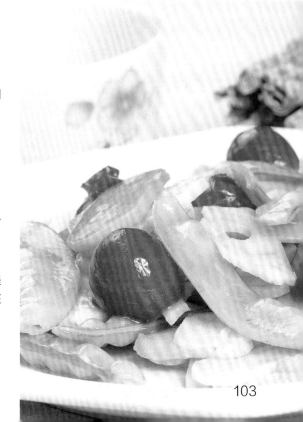

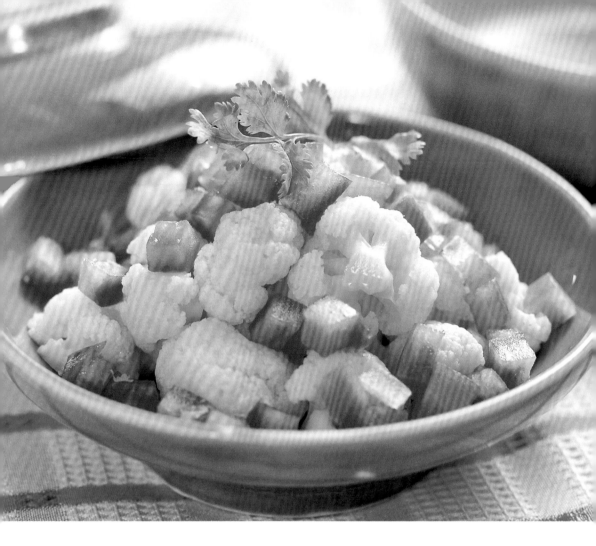

花菜拌西红柿

材料

花菜300克，西红柿2个，香菜50克，白糖、盐各3克，香油3毫升

做法

1. 花菜洗干净撕小朵，放在沸水中烫熟，捞出放凉。
2. 西红柿洗净，去皮、去籽，切丁；香菜洗净，切小段。
3. 将花菜、西红柿、香菜放入盘内，撒上盐、白糖，淋上香油，拌匀即可。

健康指南

　　这道菜清淡爽口，有消脂减肥之效。成品中的花菜有抗感冒、抗癌的作用。花菜还有健脾养胃的作用，对秋燥引起的脾虚胃热、口臭烦渴者也适宜。西红柿含有丰富的果胶等食物纤维，容易产生饱腹感，还会吸附多余脂肪排出体外。西红柿中有着丰富的番茄红素，具有很强的抗氧化作用，可以延缓皮肤的衰老速度，增强免疫系统功能，减少疾病的发生；它还可以有效清除体内的自由基，预防和修复细胞损伤，抑制DNA的氧化，从而降低癌症的发生率。

鲍汁鸡腿菇

材料

鸡腿菇、滑子菇、香菇、西蓝花各80克，鲍汁、盐、香油、淀粉、红甜椒片各适量

做法

1. 鸡腿菇、滑子菇、香菇洗净，切小块；西蓝花洗净，切小块。
2. 鸡腿菇、滑子菇、香菇、西蓝花烫熟，摆盘待用。
3. 另起锅入油烧热，入鲍汁、盐、香油烧开，用淀粉勾芡浇在三菇上，摆上红甜椒片。

健康指南

　　鸡腿菇、滑子菇、香菇都有降低血脂和血压、保护血管的作用；西蓝花能够促进脂肪代谢，有效降低血脂。因此，此菜非常适合老年人预防高脂血症之用。

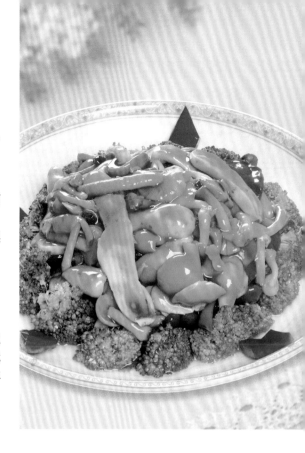

高汤竹荪扒金针菇

材料

竹荪10条，金针菇150克，菜心100克，盐、淀粉、高汤各适量

做法

1. 将竹荪用水浸软；金针菇、菜心洗净备用。
2. 将金针菇、竹荪、菜心焯水，菜心摆放在盘底，金针菇摆在菜心上，然后铺上竹荪。
3. 锅上火，倒入高汤，加入盐煮沸，用淀粉勾芡淋入盘中即可。

健康指南

　　竹荪对高脂血症、高血压等疾病有一定的防治作用。金针菇是高钾低钠食品，可防治高血压；菜心可清热润肠、降脂降压，有防止血栓形成的作用。

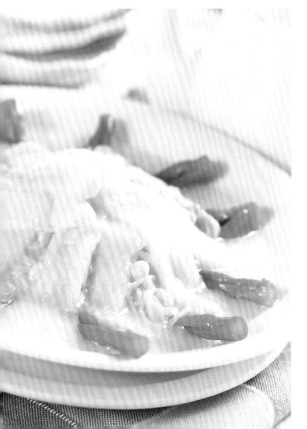

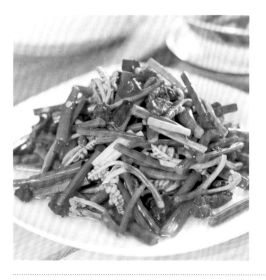

炝炒蕨菜

材料

蕨菜 400 克，红甜椒 50 克，葱 15 克，盐 3 克，食用油适量

做法

1. 将蕨菜洗净，切段；葱洗净，切成葱段；红甜椒洗净切段。
2. 炒锅注油烧热，下入红甜椒爆香，再倒入蕨菜翻炒，最后加入适量盐炒至入味。
3. 起锅装盘撒上葱段即可。

凉拌玉米南瓜籽

材料

玉米粒 100 克，香油 4 毫升，南瓜籽 30 克，枸杞子 10 克，盐适量

做法

1. 将玉米粒洗干净，沥干水；南瓜籽、枸杞子洗净。
2. 将南瓜籽、枸杞子与玉米粒一起入沸水中焯熟，捞出，沥干水后，加入香油、适量盐，拌均匀即可。

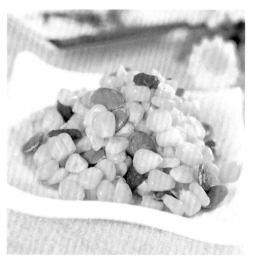

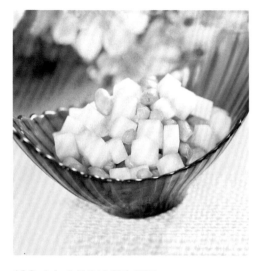

花生仁拌白萝卜

材料

白萝卜 200 克，花生仁 50 克，黄豆 30 克，盐 3 克，香油、食用油各适量

做法

1. 白萝卜去皮洗净，切丁，用盐腌渍备用；花生仁、黄豆洗净备用。
2. 锅下油烧热，放入花生仁、黄豆炒香，待熟捞出控油，盛入装有白萝卜丁的碗中，加香油拌匀即可。

草菇炒西蓝花

材料

草菇 100 克，水发香菇 10 朵，西蓝花 150 克，胡萝卜 1 根，盐 3 克，蚝油、淀粉各适量

做法

1. 草菇、香菇、西蓝花、胡萝卜洗净，胡萝卜切片，其他撕成小朵，焯熟备用。
2. 锅烧热，放入蚝油，放香菇、胡萝卜、草菇、西蓝花炒匀，加盐调味，以淀粉勾薄芡，炒匀即可。

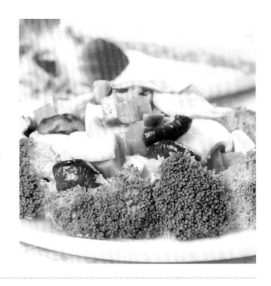

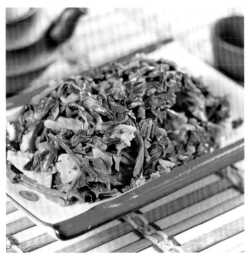

驴肉拌万年青

材料

袋装驴肉 1 包，万年青菜干 50 克，盐 3 克，香油 20 毫升

做法

1. 取出袋装驴肉洗净，切成小方块；万年青用开水泡 10 分钟，沥干水，切成小段。
2. 把驴肉和万年青放在一起拌匀。
3. 加入盐拌匀，淋上香油即可。

海蜇拌土豆丝

材料

土豆 200 克，海蜇 100 克，红甜椒、葱各 10 克盐 3 克，酱油 5 毫升，醋 4 毫升

做法

1. 海蜇、土豆、红甜椒、葱洗净，切细丝。
2. 海蜇、土豆入沸水中烫至熟，捞出。
3. 将土豆、海蜇与盐、酱油、醋、红甜椒丝、葱丝一起拌匀即可。

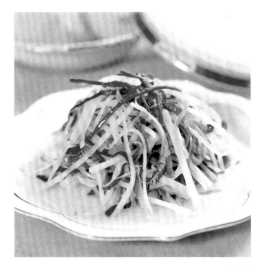

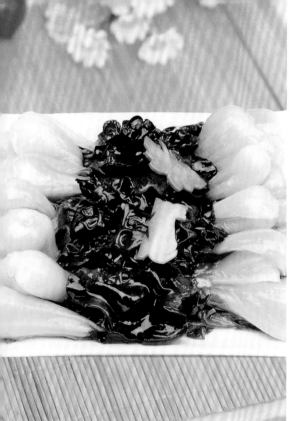

黑木耳青菜

材料

青菜 200 克，黑木耳 100 克，胡萝卜片 5 克，盐 3 克，醋 6 毫升，香油适量

做法

1. 黑木耳洗净泡发；青菜择洗干净。
2. 锅内注水烧沸，放入黑木耳、青菜、胡萝卜片烫熟后，捞起沥干，并装入盘中。
3. 用盐、醋、香油一起混合调成汤汁，浇在上面即可。

健康指南

　　这道菜鲜脆爽口、营养丰富，有补肾滋阴的作用。黑木耳富含多种营养，对前列腺结石有良好的食疗功效，专家建议，患有前列腺结石的患者可多食用黑木耳。青菜富含多种维生素，可以降低前列腺增生的发生概率。

蒜末丝瓜

材料

丝瓜 300 克，蒜 20 克，盐 3 克，生抽、食用油各少许

做法

1. 将丝瓜去皮后洗干净，切条状，排入盘中；蒜去皮，洗净剁成末。
2. 锅内加入油烧热，下入蒜末爆香，再加入盐、生抽炒匀，待汁香浓后，将其舀出淋于丝瓜排上。
3. 将摆好的丝瓜盘放入蒸锅中蒸 5 分钟，即可取出食用。

健康指南

　　丝瓜有扩张血管、营养心脏、防止血栓形成、降低血压的作用，对于老年人常见的高血压、动脉硬化等症具有一定的食疗功效。

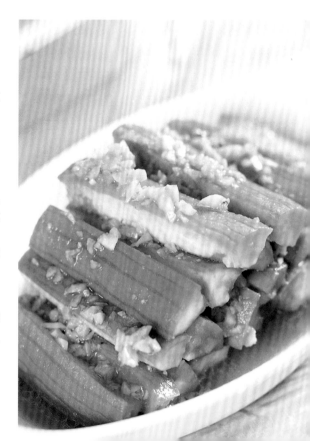

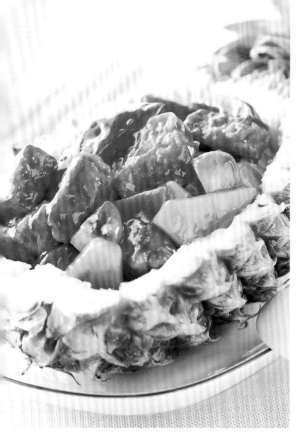

牛肉菠萝盅

材料

菠萝100克,牛肉80克,竹笋、胡萝卜各10克,番茄酱5毫升,红甜椒、山楂、洋菇各5克,甘草2克,淀粉、食用油各适量

做法

1. 菠萝切半,挖出果肉做成容器;菠萝肉榨汁后入锅,加番茄酱,煮成酸甜汁。
2. 山楂、甘草加适量水煎汁;红甜椒、洋菇洗净,切小块,胡萝卜、竹笋削皮,切小块,入沸水锅中汆烫;牛肉洗净,切小块,蘸上淀粉后入油锅炸熟,加入酸甜汁搅匀。
3. 另起油锅,加入以上材料拌炒,装入菠萝盅内即可。

健康指南

　　此菜含有益于心脑血管的营养物质,有助于老年人预防心脑血管疾病。

葱熘海参

材料

海参300克,大葱100克,黄瓜、柠檬、盐、酱油、绍酒、淀粉、食用油各适量

做法

1. 将海参收拾干净,切条;大葱洗净,切段;黄瓜、柠檬均洗净,切片。
2. 油锅烧热,放入海参翻炒片刻,放入大葱,加盐、酱油、绍酒调味,炒至断生,用淀粉勾芡,装盘。
3. 将黄瓜片、柠檬片摆盘即可。

健康指南

　　此菜酸甜可口,可提高老年人的食欲。海参具有补肾壮阳、调节血管张力的作用,对腰膝酸软、高血压等患者有很好的食疗功效。

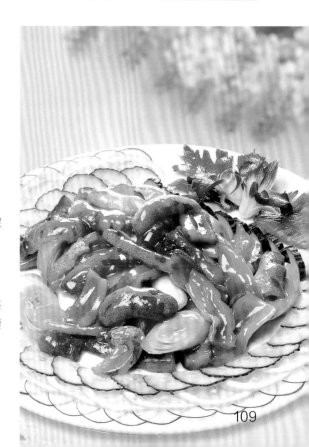

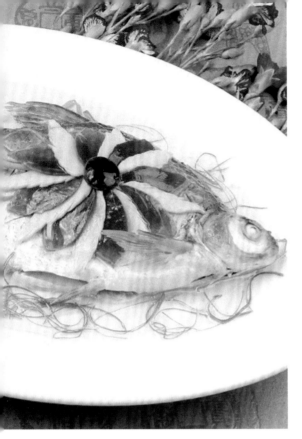

清蒸武昌鱼

材料

武昌鱼1条，火腿片30克，盐3克，料酒5毫升，生姜片、葱丝各20克，茶树菇1根，鲜鸡汤、食用油各适量

做法

1. 将武昌鱼处理干净，在鱼身两侧切花刀，将鱼身抹上适量盐和料酒，腌渍片刻。
2. 用油抹匀鱼身两面，将火腿片与生姜片置鱼身上，装盘后，将鱼上笼蒸约15分钟。
3. 锅中下入鸡汤烧沸，淋在鱼身上，然后再撒上葱丝，放上茶树菇头装饰即可。

健康指南

　　此菜对降低血压、促进血液循环大有益处，是老年人预防心脑血管疾病的良好食谱。

苦瓜炒鳝片

材料

鳝鱼200克，苦瓜100克，红甜椒5克，生姜丝、蒜末各3克，盐、酱油、料酒、食用油各适量

做法

1. 鳝鱼处理干净，剔骨切片，加盐、料酒腌渍；苦瓜洗净，去籽，切斜块；红甜椒洗净切片。
2. 起锅，加油，放鳝鱼大火翻炒3分钟后盛出。
3. 另起油锅，下生姜丝、蒜末、红甜椒、苦瓜翻炒，五成熟时下鳝鱼翻炒至熟，加盐、酱油调味即成。

健康指南

　　鳝鱼含有B族维生素及人体所需的多种氨基酸，可以预防食物难以消化引起的腹泻。将鳝鱼搭配苦瓜，老年人常食用可预防血压、血糖上升。

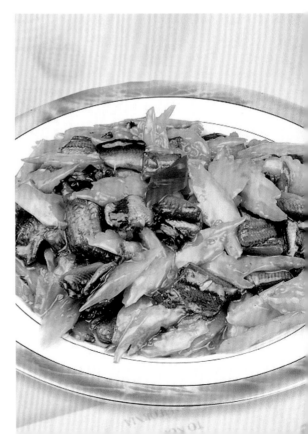

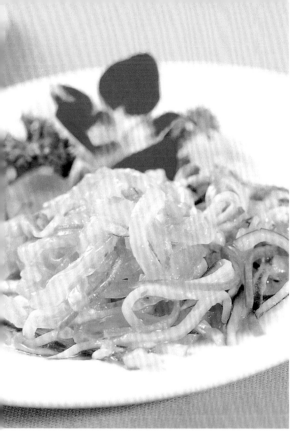

薏米黄瓜拌海蜇

材料

海蜇 300 克，黄瓜 200 克，薏米 50 克，红甜椒 1 个，盐、香油各适量，生姜 10 克

做法

1. 海蜇、黄瓜、红甜椒、生姜洗净，切成丝；薏米洗净，泡发。
2. 锅中加适量清水烧沸，下入海蜇丝稍焯后捞出，沥干；再将薏米放入锅中，加适量清水煮熟，捞出。
3. 将海蜇、薏米和黄瓜装入碗内，再加入红甜椒、盐、香油、生姜丝拌匀即可。

健康指南

海蜇含有类似于乙酰胆碱的物质，能够扩张血管、降低血压；黄瓜富含维生素 P，能辅助降低血液中胆固醇的含量。

芦笋黑木耳炒河蚌

材料

河蚌肉 300 克，芦笋 100 克，干黑木耳 10 克，胡萝卜 50 克，盐、味精各 2 克，高汤、食用油各适量

做法

1. 将河蚌肉洗净，切成薄片；芦笋洗净，斜切成小段，焯烫；黑木耳泡发去蒂，洗净，撕成小片；胡萝卜洗净，斜切成片。
2. 油锅烧热，放入河蚌滑炒，然后加入芦笋、黑木耳、胡萝卜煸炒，再烹入高汤继续翻炒至熟。
3. 加入盐、味精调味即可。

健康指南

此菜具有滋阴解渴，生津利尿，降低血脂、血糖、血压的功效，适合患有糖尿病、高脂血症以及心脑血管疾病的老年人食用。

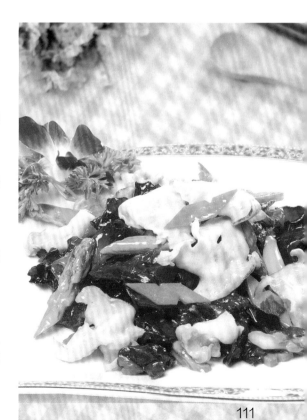

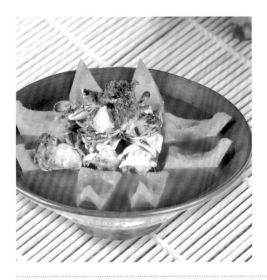

蟹块煮南瓜

材料

螃蟹 300 克，南瓜 250 克，盐、白糖各 3 克，料酒 10 毫升，高汤、生姜片、蒜末、食用油各适量

做法

1. 螃蟹洗净，斩块；南瓜洗净，去皮、瓤，切块。
2. 油锅烧热，放入生姜片、蒜末爆香，下螃蟹大火翻炒片刻。
3. 放入南瓜，淋上料酒略炒，加入高汤、盐、白糖，盖上锅盖煮至收汁，即可装盘。

蒜末蒸扇贝

材料

扇贝 200 克，粉丝 30 克，蒜末 50 克，红甜椒丁、葱丝、盐、食用油各适量

做法

1. 扇贝洗净，剖开外壳，留一半壳；粉丝泡发后，剪成小段。
2. 将留在贝壳中的贝肉洗净，剖两三刀，放置在贝壳上，撒上粉丝，上笼屉，蒸 2 分钟。
3. 热油锅，下蒜末、葱丝和红甜椒丁，煸出香味，放入盐，淋到扇贝上即可。

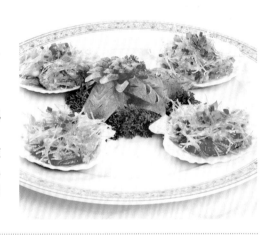

芦荟炒苦瓜

材料

芦荟 350 克，苦瓜 200 克，盐 3 克，食用油适量

做法

1. 芦荟去皮，洗净切成条；苦瓜去瓤，洗净，切成条，做焯水处理。
2. 炒锅加油烧热，放苦瓜条煸炒，再加入芦荟条、盐一起翻炒，炒至断生即可。

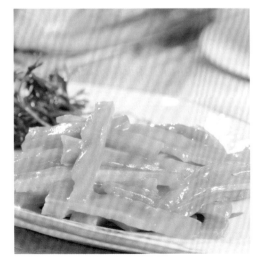

板栗饭

材料

去壳生板栗 20 克（约 6 个），胚芽米 60 克，盐适量

做法

1. 胚芽米洗净。
2. 板栗洗净泡水，并剥去外层薄膜。
3. 将板栗放入胚芽米中浸泡约 30 分钟，再置入电饭锅中煮熟，加盐调味即可。

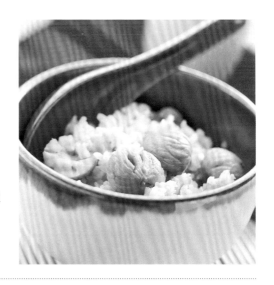

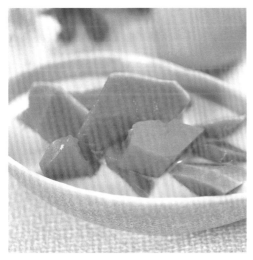

牛奶煲木瓜

材料

木瓜 200 克，牛奶 300 毫升，蜂蜜少许

做法

1. 将木瓜削皮去籽后，切成大块。
2. 将牛奶倒入砂锅内，上火煮开。
3. 待牛奶煮开后，再加入木瓜块煮至熟，待牛奶冷却后加入少许蜂蜜即可食用。

拌双耳

材料

水发黑木耳、银耳各 100 克，青椒、红甜椒各少许，醋 8 毫升，盐 3 克

做法

1. 黑木耳、银耳洗净，泡发后，撕成小朵；青椒、红甜椒洗净，切成斜圈，用沸水焯一下待用。
2. 锅内注水烧沸，放入泡发的黑木耳、银耳焯熟后，捞起晾干并装入盘中。
3. 加入盐、醋拌匀，撒上青椒、红甜椒即可。

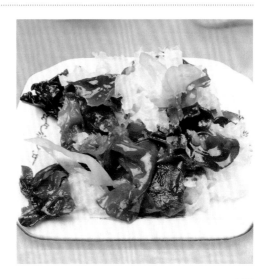

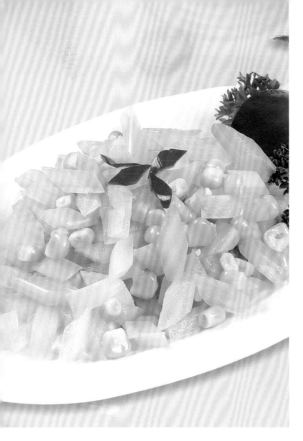

芹菜拌玉米

材料

芹菜 350 克，玉米粒 200 克，香油 20 毫升，盐 4 克，醋、红甜椒片各适量

做法

1. 将芹菜洗净，切成小块；玉米粒洗净备用。
2. 将芹菜和玉米粒放入沸水锅中汆烫，捞出沥干，装盘。
3. 加入香油、醋、红甜椒片、盐，搅拌匀即可。

健康指南

　　玉米含有维生素 E 及钙、硒等微量元素，具有降低血清胆固醇含量，预防高脂血症、高血压、冠心病等作用；芹菜含有丰富的膳食纤维，能促进肠胃蠕动，减少胆固醇和脂肪在肠道内堆积的时间，还能有效预防便秘。老年人常食此菜，对高脂血症、高血压等病大有好处。

家乡白萝卜拌海蜇

材料

海蜇 200 克，白萝卜 100 克，黄瓜 50 克，盐、香油、醋各适量

做法

1. 白萝卜去皮洗净，切丝；海蜇洗净，切丝；黄瓜洗净，切片。
2. 锅中加适量水烧开，分别将白萝卜、海蜇焯熟后，捞出沥干水分，再装盘。
3. 加盐、香油、醋一起拌匀，将切好的黄瓜片摆盘即可。

健康指南

　　白萝卜属于典型的高钾低钠食物，可有效降低血压；海蜇能扩张血管、降低血压，也可预防肿瘤，抑制癌细胞的生长；黄瓜能清热泻火、降压降糖、降脂减肥。将白萝卜搭配海蜇和黄瓜一同烹制，非常适合老年人食用。

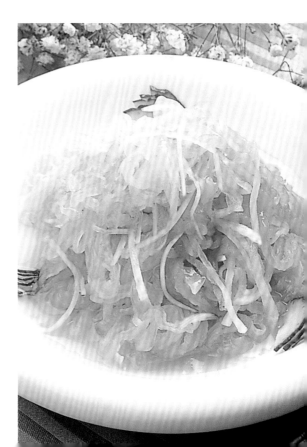

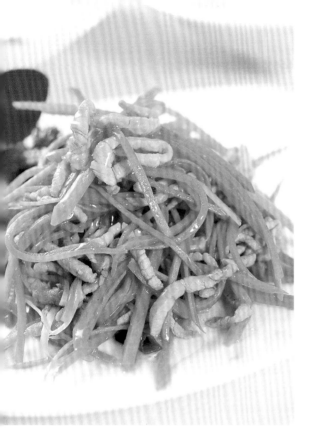

胡萝卜炒肉丝

材料

胡萝卜、猪肉各 300 克，盐、葱花、生姜末各 3 克，酱油 5 毫升，白糖、食用油各适量

做法

1. 胡萝卜洗净，去皮切丝；猪肉洗净，切丝。
2. 锅加油烧热，下猪肉丝炒香，再调入酱油、盐、白糖，加入葱花和生姜末，炒至肉熟。
3. 再加入胡萝卜丝炒至入味即可。

健康指南

　　胡萝卜富含胡萝卜素、B 族维生素、维生素 A 等营养成分，有降低血压、保护视力、改善微血管循环、降低血脂和血糖的作用。此菜是高血压以及贫血的老年患者日常生活中的调养佳品。

枸杞子芥蓝

材料

芥蓝 200 克，黄豆 50 克，枸杞子 10 克，盐、香油、花瓣各适量

做法

1. 将黄豆洗净，放进清水里泡发备用；芥蓝洗净，切段；枸杞子洗净备用。
2. 锅中加入适量的水烧开，分别将芥蓝、黄豆、枸杞子汆熟，捞出沥干，装盘。
3. 加入适量的盐和香油拌匀，撒上花瓣即可。

健康指南

　　此菜具有清热解毒、清肝明目、利尿消肿、降压降糖、降低胆固醇、软化血管的作用。老年人常食，既可降低血糖、改善全身症状，还可预防高脂血症、动脉硬化、心脏病等并发症的发生。

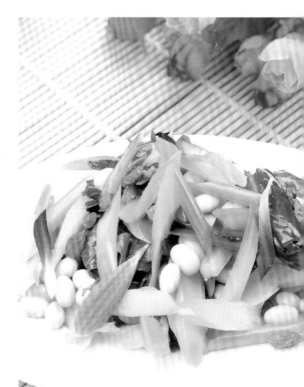

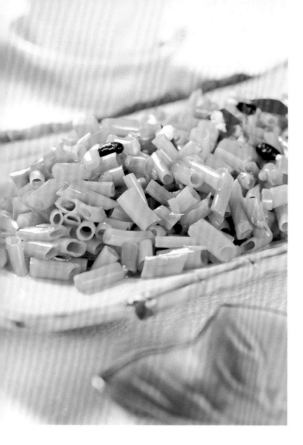

豆豉炒空心菜梗

材料

空心菜梗 300 克，豆豉 30 克，红甜椒 20 克，香油 4 毫升，盐、食用油各适量

做法

1. 空心菜梗洗净，切小段；红甜椒洗净，切片。
2. 锅中加油烧至七成热，倒入豆豉炒香，再倒入空心菜梗滑炒，加入红甜椒一起翻炒至熟。
3. 加盐和香油调味，炒匀即可装盘。

健康指南

　　本菜具有降低血脂、防癌抗癌、预防感冒的功效，适合抵抗力差者以及糖尿病、癌症、高脂血症等老年患者食用。空心菜汁对金黄色葡萄球菌、链球菌等有抑制作用，可预防感染，提高老年人的抵抗力。

芹菜炒香菇

材料

芹菜 400 克，水发香菇 50 克，醋、淀粉、酱油、味精、食用油各适量

做法

1. 芹菜洗净，切成 2 厘米的长段，用盐拌匀腌渍约 10 分钟，用清水漂洗，沥干待用。
2. 香菇洗净切片；醋、味精、淀粉混合后装入碗内，加水约 50 毫升兑成汁待用。
3. 锅加油烧热，即下入芹菜爆炒，投入香菇片迅速炒匀，再加入酱油约炒 1 分钟，最后淋入芡汁，速炒起锅即可。

健康指南

　　此菜有平肝清热、利尿消肿、降低血压的功效，非常适合患有高脂血症和高血压等心脑血管疾病的老年人食用。

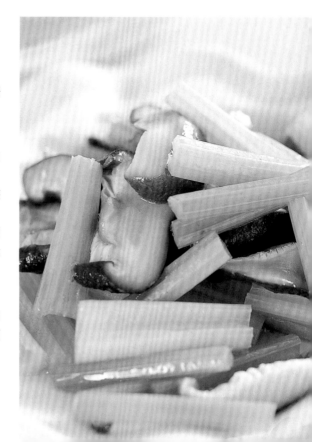

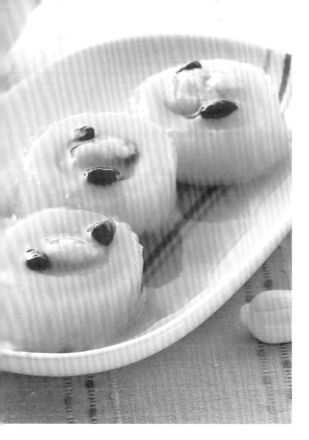

干贝黄瓜盅

材料

黄瓜 150 克，鲜干贝 100 克，生地、芦根各 10 克，枸杞子 5 克，盐、淀粉各适量

做法

1. 生地和芦根洗净，倒入锅，加适量水煎汁备用。
2. 鲜干贝洗净；黄瓜去皮洗净，切小段，挖除每个黄瓜中心的籽，并塞入一个干贝，摆入盘中。
3. 枸杞子洗净，撒在黄瓜段上面，放入电饭锅内蒸熟；药汁中调入淀粉勾芡，调入盐，均匀淋在蒸好的干贝黄瓜盅上面即可。

健康指南

　　黄瓜可保护心血管、降低血脂和血压；干贝也有降低胆固醇和血压的作用，还可滋阴润燥、益气补虚。

豌豆烧兔肉

材料

兔肉 200 克，生姜末、盐各 3 克，豌豆 150 克，食用油适量

做法

1. 兔肉洗净，切成大块备用；豌豆洗净备用。
2. 将切好的兔肉放入沸水中氽去血水，捞出，用清水洗净。
3. 锅加适量油烧热，先放入生姜末爆香，再下入兔肉、豌豆焖煮至熟，最后加盐调味即可。

健康指南

　　此菜中的豌豆富含植物性蛋白质，能够有效降低胆固醇；兔肉富含卵磷脂，能抑制血小板凝集，防止血栓形成。因此，老年人常吃此菜，有助于预防动脉硬化、脑血栓、心肌梗死等病症的发生。

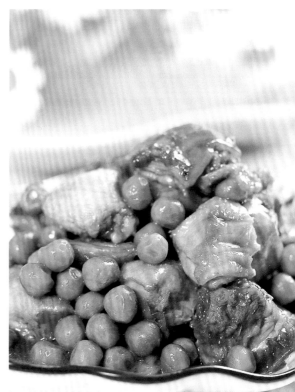

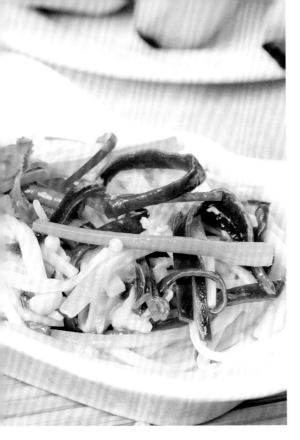

金针菇拌茭白

材料

茭白200克，金针菇50克，水发黑木耳50克，生姜丝3克，红甜椒、香菜、盐、白糖、醋、食用油各适量

做法

1. 茭白去外皮洗净切丝，入沸水中焯烫，捞出。
2. 金针菇洗净，入沸水中焯烫，捞出；红甜椒洗净，去籽，切细丝；黑木耳洗净泡发，切细丝；香菜洗净，切段。
3. 油锅烧热，爆香生姜丝、红椒丝，再放入茭白、金针菇、黑木耳炒匀，最后加盐、白糖、醋调味，放入香菜段，装盘即可。

健康指南

　　茭白、金针菇、黑木耳都有降血压的作用，老年人食用此菜可预防血压升高。

黄豆芽拌海蜇皮

材料

黄豆芽300克，海蜇150克，盐3克，葱花10克，蒜末5克，酱油、醋、鲜汤、食用油各适量

做法

1. 黄豆芽洗净备用；海蜇洗净切段。
2. 分别将黄豆芽、海蜇氽熟后，捞出沥干装盘。
3. 热锅下油，入蒜末炒香，倒入鲜汤烧开，加盐、酱油、醋调味，盛入盘中，与黄豆芽、海蜇拌匀，撒上葱花即可。

健康指南

　　此菜可清热化痰、利尿消肿、降低血压，适合痰湿中阻的高血压老年患者食用。黄豆芽中的维生素C属于水溶性维生素，烹调过程要迅速，以免损失维生素C。

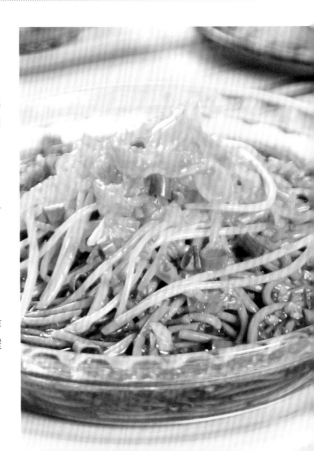

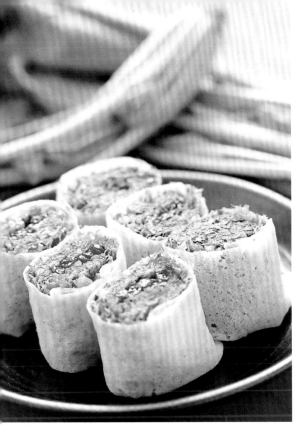

菠菜柴鱼卷

材料

菠菜6棵，柴鱼卷6片，春卷皮6张，番茄酱、盐各适量

做法

1. 将菠菜洗净，入加盐的沸水中烫熟，捞起，沥干水分，待凉。
2. 春卷皮排平，铺上柴鱼片，上置菠菜。
3. 最后淋上少许番茄酱，卷紧，切块即成。

健康指南

　　此菜可促进老年人体内胆固醇和脂肪代谢，能辅助控制高脂血症。菠菜最大的特点是含钾量很高，可有效降低血压，而柴鱼卷有降低血中胆固醇水平的作用。因此此菜十分适合患有原发性高血压、高脂血症的老年人食用，还可有效预防心脑血管疾病的发生。

蒜薹炒山药

材料

鲜山药200克，蒜薹200克，盐3克，红甜椒、食用油各适量

做法

1. 将鲜山药去皮洗净，斜切成片；蒜薹洗净，切段；红甜椒洗净切丝。
2. 热锅下油，放入蒜薹段和山药片翻炒至八成熟，加入红甜椒丝翻炒至熟，调入盐炒匀即可。

健康指南

　　此菜可健脾益气、消食，并且还有降低血压和血脂、防止血栓形成、减少脑血管栓塞的作用，能够有效防治冠心病及动脉硬化，是老年人的一道健康保健食谱。成品中的蒜薹还含有一种辣素，有杀菌、抑菌的作用，常食还可以预防流行性感冒、肠炎等疾病。

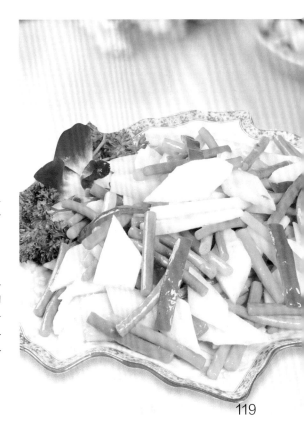

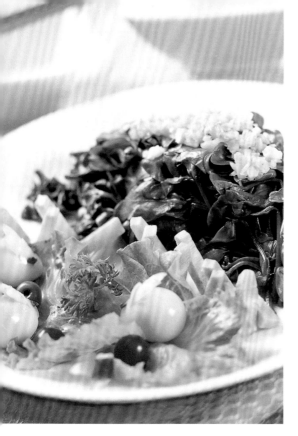

凉拌马齿苋

材料

鲜马齿苋 300 克，盐 3 克，白糖 2 克，蒜末、香油各少许

做法

1. 将马齿苋择净，去根后用清水洗净备用。
2. 将洗净后的马齿苋放入沸水中焯水，然后用冷水冲凉装盘。
3. 加盐、白糖、蒜末、香油拌匀即可。

健康指南

此菜是老年人的一道营养食谱，具有清热利湿、防治心脏病等作用。马齿苋的根与叶饱含水分，营养较丰富，含有丰富的 $\omega-3$ 不饱和脂肪酸，帮助前列腺素的合成，使血液黏稠度下降，促使血管扩张从而起到防治心脏病的作用。

芹菜百合

材料

芹菜 250 克，百合 100 克，红甜椒 30 克，盐 3 克，香油 20 毫升

做法

1. 将芹菜洗净，斜切成块；百合洗净；红甜椒洗净，切块。
2. 将芹菜、百合、红甜椒氽烫至熟，捞出沥干水分，装盘待用。
3. 加入香油和盐搅拌均匀即可食用。

健康指南

芹菜含有丰富的维生素 P，可以增强血管壁的弹性、韧度和致密性，降低血压、血脂，可有效预防冠心病、动脉硬化等病的发生。百合具有滋阴、养心安神的功效，可改善高血压患者的睡眠状况。所以，此品是老年人降血压、降血脂的一道好食谱。

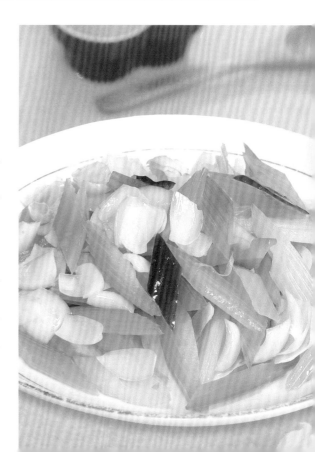

蒜炒马蹄

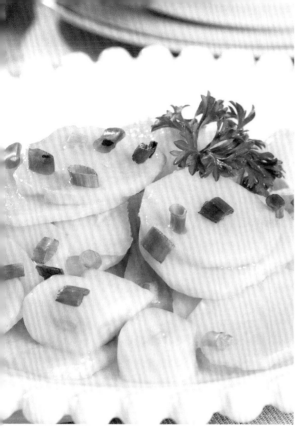

材料

马蹄200克，蒜20克，葱花5克，盐3克，食用油、香菜叶各适量

做法

1. 将马蹄去皮，洗净，切片，放入沸水中焯一下，沥干水分；蒜洗净，切碎。
2. 锅置火上，加油烧热后，放入马蹄片急速煸炒。
3. 放入蒜、盐煸炒几下，撒上葱花，用香菜叶装饰即可。

健康指南

　　此菜清脆爽口，有利尿降压、降脂的作用，患有高血压、高脂血症的老年人可常食用。成品中的蒜还有抗炎以及杀菌的作用，可以在一定程度上预防流行性感冒、细菌性痢疾，防止伤口感染，辅助治疗感染性疾病和寄生虫病。

金枪鱼卷

材料

米饭100克，金枪鱼200克，烤紫菜1张，日本酱油、寿司醋各适量

做法

1. 将米饭与适量的寿司醋拌匀成寿司饭；金枪鱼解冻，切片。
2. 将烤紫菜摊平，放上寿司饭，放入金枪鱼卷好，分切成6段。
3. 配以日本酱油食用即可。

健康指南

　　此道金枪鱼卷味道鲜美，既可做点心也可当主食。金枪鱼肉低脂肪、低热量，含有丰富的优质蛋白质、DHA、EPA、牛磺酸，能减少血液中的脂肪、保护肝脏、降低胆固醇，非常适合患有糖尿病、高脂血症以及心脑血管疾病的老年人食用。

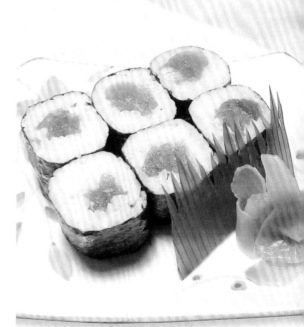

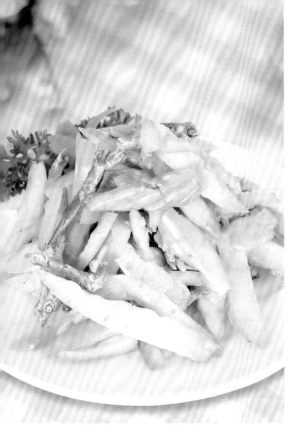

银鱼苦瓜

材料

苦瓜 300 克，银鱼干 100 克，盐、鸡精、白糖、食用油各适量

做法

1. 将银鱼十用清水洗净，晾干水分备用；苦瓜用清水洗净后切片，用少许盐腌一下，有助于去除苦味。
2. 锅加油烧热，放入银鱼干炒香捞出。
3. 锅底留油，加入准备好的苦瓜片炒熟，然后放剩余的盐、鸡精、白糖调味，再加入准备好的银鱼干，翻炒均匀即成。

健康指南

　　银鱼属于一种高蛋白、低脂肪食品，且富含多种氨基酸，对保持血管弹性、维持正常生理功能，以及防治高血压、脑血管意外、冠心病等具有积极作用。

黑芝麻拌莴笋丝

材料

莴笋 300 克，盐 2 克，熟黑芝麻少许，生抽 10 毫升，醋 6 毫升

做法

1. 莴笋去皮洗净，切丝。
2. 锅内注水烧沸，放入莴笋丝焯熟，捞起沥干并装入盘中。
3. 加入盐、醋、生抽拌匀，撒上熟黑芝麻即可。

健康指南

　　此菜具有降脂降压、滋阴生津、利尿消肿的功效，尤其适合患有小便不利、水肿、糖尿病、高脂血症、肥胖、便秘等老年患者食用。莴苣含有大量植物纤维素，能促进肠壁蠕动，帮助大便排泄，可用于辅助治疗各种便秘。

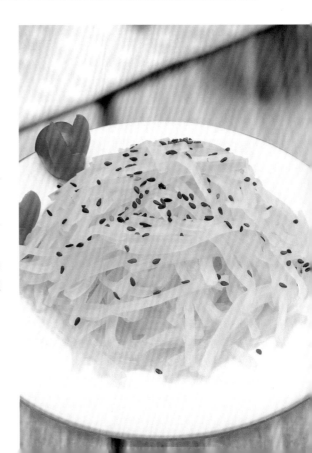

附子生姜煨狗肉

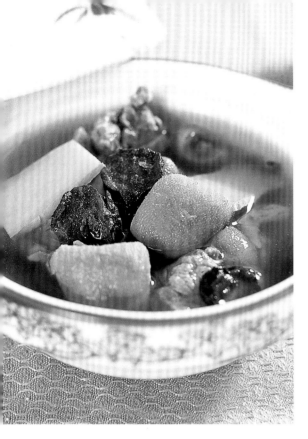

材料

熟附子 5 克，生姜 50 克，狗肉 300 克，盐、生姜、料酒、八角、葱段各适量

做法

1. 将狗肉洗净，切块；生姜洗净，切片。
2. 用砂锅加水煨狗肉，煮沸后加生姜片、熟附子，再加盐、料酒、八角、葱段，炖 2 小时左右，至狗肉熟烂即成。

健康指南

　　附子是温经祛寒、宣通气血之要药；生姜性温味辛，温肺化痰作用明显，对咳嗽痰多、质清稀者更为适合；狗肉可治五劳七伤。肾阳虚的慢性支气管炎老年患者宜吃本品。

红枣芹菜汤

材料

芹菜 250 克，红枣 10 颗，红糖 5 克

做法

1. 红枣以清水泡软，捞起，加适量水煮汤，并加红糖同煮。
2. 芹菜去根和老叶（鲜嫩叶及嫩茎保留），洗净切段。
3. 待红枣熬至软透出味，约剩 2 碗汤汁，加入芹菜段，以大火煮沸，撒入嫩芹菜叶及嫩茎即可熄火。

健康指南

　　这道汤适用于肥胖、便秘、高血压、血虚、厌食、神志不安、胆囊炎等症。成品中的芹菜有利胆、清热、平肝、降胆固醇、降压等功效。

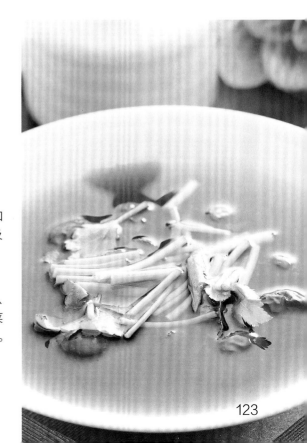

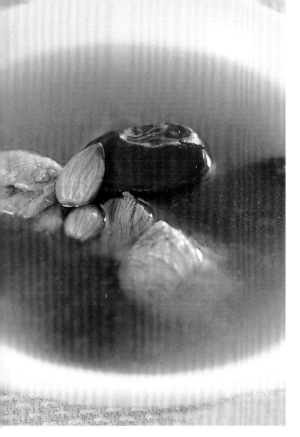

桑白杏仁排骨汤

材料

排骨 500 克，桑白皮 20 克，杏仁 10 克，盐、红枣、生姜各适量

做法

1. 将排骨洗净，斩块，汆烫；桑白皮、杏仁、生姜、红枣分别洗净。
2. 把排骨、桑白皮、杏仁、生姜、红枣放入开水锅内，大火煮沸后改小火煲 2 小时，加盐调味即可。

健康指南

　　排骨富含钙，可预防老年性骨质疏松症，排骨还可提供人体生理活动必需的优质蛋白质、脂肪，有强筋壮骨、益精填髓的功效。

荷兰豆马蹄芹菜汤

材料

荷兰豆 100 克，马蹄、芹菜各 50 克，陈皮 10 克，生姜片、盐各适量

做法

1. 荷兰豆撕去筋，洗净；芹菜去老叶洗净，切短段；马蹄去皮洗净。
2. 烧热水，下入生姜片及陈皮，水沸后放荷兰豆和芹菜。
3. 煮开后，放入马蹄烫一会儿，然后加盐调味，再烧沸后即可熄火。

健康指南

　　这道汤清淡适口，有清热、祛痰、平肝之效。马蹄性寒，味甘，有清热泻火的良好功效，既可清热生津，还具有凉血解毒、止渴、利尿通便、利湿等功效。

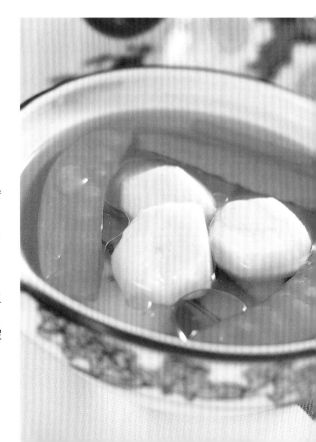

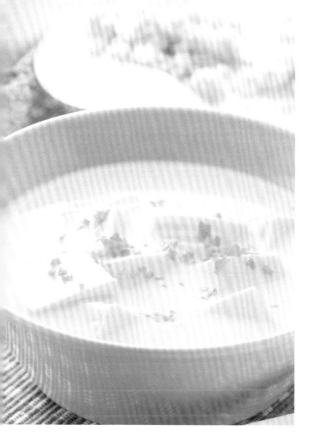

豆腐浆

材料

豆腐 500 克，豆浆 300 毫升，白萝卜干、陈皮、盐各少许

做法

1. 豆浆入锅；豆腐洗净，切块下锅，加盐以小火慢煮。
2. 白萝卜干洗去盐分，拧干切末；陈皮洗净切末。
3. 待豆浆煮滚，撒上陈皮末和白萝卜干末，即可食用。

健康指南

　　这道菜易消化，所含丰富的营养成分能充分被人体吸收利用，能促进消化、改善食欲、提供丰富蛋白质。豆腐、豆浆中所含的大豆异黄酮还有美容、抗氧化、抗衰老等作用。

罗汉果鸡汤

材料

罗汉果 2 个，母鸡半只，葱、生姜各 10 克，绍酒 10 毫升，盐 3 克

做法

1. 母鸡收拾干净后，斩成块；罗汉果洗净，拍破；生姜洗净切片；葱洗净切段。
2. 将母鸡块放入沸水锅中氽去血水。
3. 将母鸡块、罗汉果、生姜、葱、绍酒放入锅内，加入水煲熟，放入盐调味即可。

健康指南

　　罗汉果具有生津止咳、利咽、润肺化痰等功效。现代医药学研究发现，罗汉果含有丰富的糖苷，具有降血糖的作用，可以用来辅助治疗糖尿病。

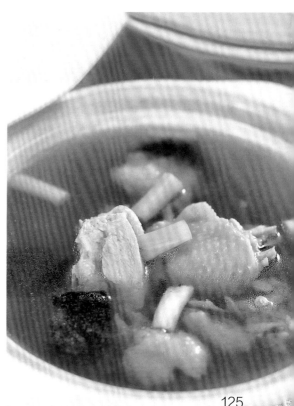

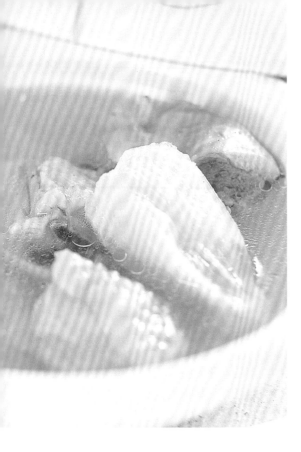

柚子炖鸡

材料

柚子1个，鸡半只，生姜片、葱、盐、料酒各适量

做法

1. 鸡洗净，去内脏，斩块；柚子去皮，留肉。
2. 将柚子肉、鸡肉放入砂锅中，加入葱、生姜片、料酒、盐以及适量水。
3. 将盛鸡的砂锅置于有水的锅内，隔水炖熟，即可食用。

健康指南

　　这道汤有健胃、化痰、止咳、益气之效，常用于辅助治疗慢性支气管炎、支气管哮喘、老年性慢性咳嗽、痰多气喘等。柚子含柚皮苷、新橙皮苷、胡萝卜素、维生素、钙、磷、铁及碳水化合物等，常用于辅助治疗咳嗽、哮喘、痰多等症。

参片莲子汤

材料

莲子40克，人参片、红枣、冰糖各10克

做法

1. 红枣洗净、去核；莲子、人参洗净，备用。
2. 莲子、红枣、人参片放入炖盅，加水盖满材料，炖约11分钟，移入蒸笼，转中火蒸煮1小时。
3. 加入冰糖续蒸20分钟，取出即可食用。

健康指南

　　此汤能起到扩张血管，从而降低血压的作用。人参和莲子有强心和抗心律不齐的作用；而红枣有安神、补血的功效。因此，患有高血压的老年人常服本品，既可辅助降血压，还能补血养心、帮助睡眠。

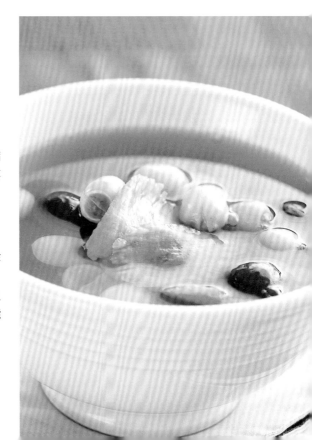

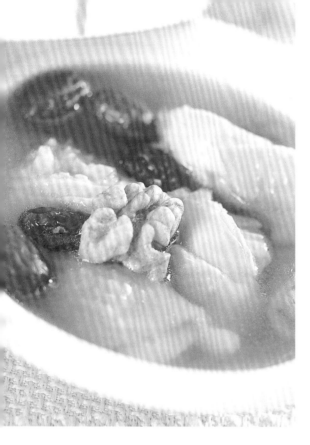

红枣鸡汤

材料

鸡肉 250 克，核桃仁 100 克，红枣 5 颗，盐少许

做法

1. 将红枣、核桃仁用清水洗净；鸡肉洗净，切成小块。
2. 将砂锅洗净，加适量清水置于火上，放入核桃仁、红枣、鸡肉，以大火烧开。
3. 去浮沫，改用小火炖 1 小时，加盐调味即可。

健康指南

　　红枣富含维生素 C，可有效降低血中胆固醇，软化血管；红枣还富含钙和铁，对防治骨质疏松症及贫血有重要作用。核桃仁富含不饱和脂肪酸，可防治动脉硬化和冠心病等。此汤有补肾益智、益气养血、润肠通便的作用，适合老年人食用。

苦瓜黄豆牛蛙汤

材料

牛蛙 250 克，苦瓜 200 克，黄豆 50 克，红枣 5 颗，盐 3 克

做法

1. 苦瓜去瓤，洗净，切成斜块；牛蛙处理干净；红枣、黄豆均泡发。
2. 将苦瓜、黄豆一起入沸水中焯后捞出。
3. 将适量清水放入瓦锅内，煮沸后加入苦瓜、黄豆、牛蛙、红枣，大火煮沸后改用小火煲 1 小时，加盐调味即可。

健康指南

　　黄豆中的卵磷脂有防止肝脏内积存过多脂肪的作用，可有效防止肥胖引起的脂肪肝；牛蛙的营养非常丰富，味道鲜美，是一种高蛋白质、低脂肪、低胆固醇的营养食品；苦瓜具有降低胆固醇和甘油三酯的作用。

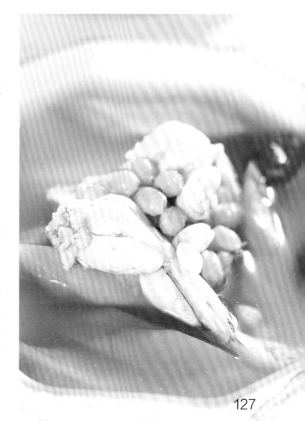

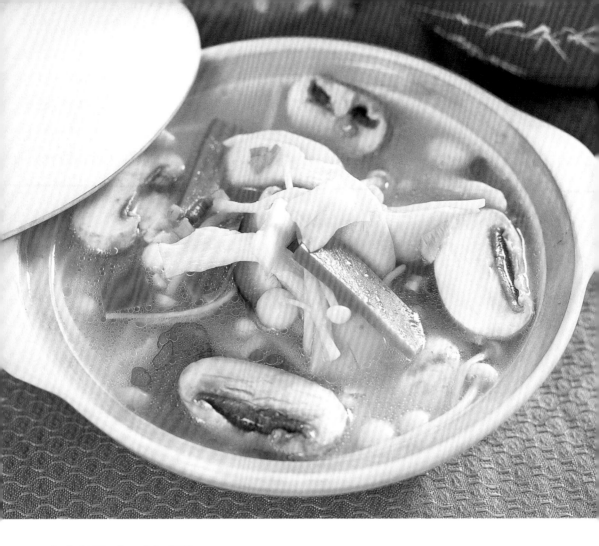

浓汤杂菌煲

材料

胡萝卜150克，平菇50克，金针菇、口蘑各100克，盐3克，葱15克，生姜片5克，食用油适量

做法

1. 将平菇、金针菇、口蘑去蒂，洗净切小块；胡萝卜洗净切片；葱洗净切成葱花。
2. 锅中加油烧热，爆香生姜片，放入胡萝卜块快炒，盛出放入砂锅中，调入盐调味。
3. 加入金针菇、口蘑、平菇略煲，撒上葱花即可。

健康指南

　　平菇中的蛋白多糖体对癌细胞有很强的抑制作用，常食用能改善人体的新陈代谢、减少人体血清胆固醇、降低血压。胡萝卜中的琥珀酸钾盐是降低血压的有效成分，高血压患者宜多吃胡萝卜。金针菇、口蘑有益于肠胃，而且口蘑的热量很低，适宜高血压患者食用。口蘑中含有可以抵抗病毒侵害的物质，而且经常食用可以防止癌症的发生。口蘑还可以促进自然免疫系统发挥作用，提高自然防御细胞的活动能力，杀死或抗击各种病毒。老年人常食用口蘑，可以提高自身的抗病能力。

黄芪蔬菜汤

材料

西蓝花 300 克，黄芪 15 克，西红柿 1 个，鲜香菇 3 朵，盐 3 克

做法

1. 西蓝花切小朵，剥除硬皮，洗净。
2. 西红柿洗净去皮，切块；香菇洗净，切块。
3. 黄芪加适量水煮开，转小火煮 10 分钟，再加入西红柿和香菇续煮 15 分钟，放入西蓝花，转大火煮熟，加盐调味。

健康指南

　　这道汤中的黄芪和香菇都有助于缓解关节炎症。西蓝花中含有一种叫作莱菔子硫素的物质，能够帮助老年人保护自己的关节，特别是帮助爱运动的老年人减轻因剧烈运动对关节造成压力而产生的关节不适和疼痛。

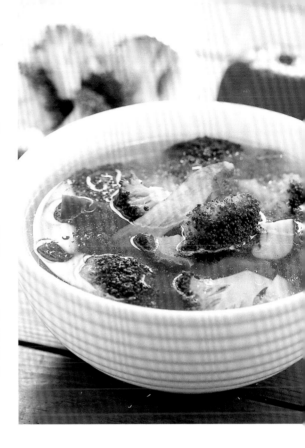

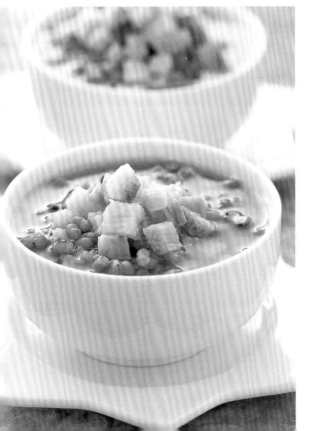

山药绿豆汤

材料

鲜紫山药 140 克，绿豆 100 克，白糖 10 克

做法

1. 绿豆泡水至膨胀，放入锅中，加入清水，煮至绿豆完全软烂，加入白糖搅拌至溶化后熄火。
2. 山药去皮洗净切小丁。
3. 另外准备一锅开水，放入山药丁煮熟后捞起，与绿豆汤混合即可食用。

健康指南

　　本品中的山药含有大量的黏液蛋白、维生素及微量元素，能有效阻止血脂在血管壁的沉淀；绿豆有清热解暑、利尿消肿，降低血脂、血压的作用。所以本品为高血压、高脂血症、高胆固醇血症、糖尿病、动脉硬化及冠心病患者的药膳佳肴。

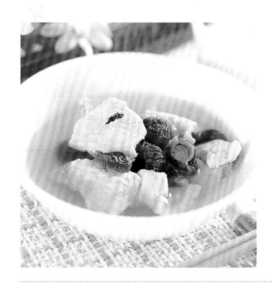

山楂降压汤

材料

猪瘦肉 200 克，山楂 15 克，生姜 5 克，葱 10 克，食用油 10 毫升，清汤 1000 毫升

做法

1. 把山楂洗净；猪瘦肉洗净，汆去血水，切片；生姜洗净，拍松；葱洗净，切段。
2. 热锅中加入食用油，烧至六成热时，下入生姜、葱段爆香，加入清汤，烧沸后下入猪瘦肉、山楂、盐，用小火炖 50 分钟即可。

山药豆腐汤

材料

鲜山药 300 克，绿茶粉 30 克，豆腐 1 块，盐、香菜各适量

做法

1. 豆腐纱布包紧，挤去水分，加入绿茶粉；鲜山药削皮洗净磨成泥，加入豆腐中拌匀。
2. 取少许山药豆腐泥揉成圆球。
3. 将山药豆腐丸子入沸水锅中以中火煮开后转小火煮 5 分钟，加盐调味，撒上香菜即可。

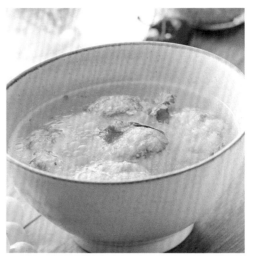

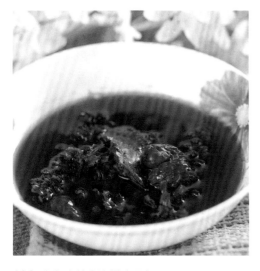

生地玄参汤

材料

生地黄 20 克，玄参、酸枣仁、夏枯草各 10 克，红枣 6 颗，盐适量

做法

1. 用水将生地黄、玄参、酸枣仁、夏枯草、红枣洗净。
2. 将生地、玄参、酸枣仁、夏枯草、红枣放入锅中，加适量清水，煮半小时后加盐调味即可。

灵芝黄芪猪蹄汤

材料

猪蹄 400 克，灵芝 50 克，黄芪 30 克，盐、香油各适量

做法

1. 将猪蹄去毛洗净，切块；灵芝洗净，切块；黄芪洗净备用。
2. 将灵芝、黄芪、猪蹄同放入砂锅中，注入清水 1000 毫升，煮 40 分钟，再加盐调味，淋上香油即可。

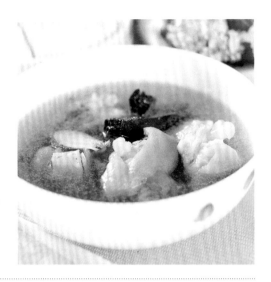

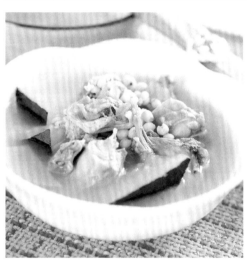

冬瓜薏米兔肉汤

材料

冬瓜 300 克，兔肉 250 克，薏米 30 克，生姜 3 片，盐适量

做法

1. 将冬瓜去瓤，洗净，切块；薏米洗净；兔肉洗净，切块，用开水汆去血水。
2. 把冬瓜、薏米、兔肉、生姜片全部一起放入锅内，加适量清水，大火煮沸后，小火煲 2 小时，加盐调味即可。

紫菜蛋花汤

材料

紫菜 20 克，鸡蛋 2 个，高汤 1000 毫升，盐、鸡精、白糖、生姜片各适量

做法

1. 紫菜洗净泡发，捞出。
2. 将高汤倒入锅中，加入少许盐、白糖、生姜片，待汤煮沸时放入紫菜。
3. 最后将鸡蛋打成蛋花，倒入锅中，搅散，加入鸡精即可。

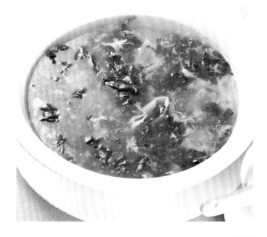

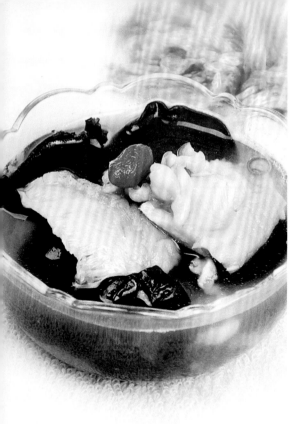

黑木耳煲牛百叶

材料

牛百叶 300 克，海蜇、水发黑木耳各 100 克，葱花、生姜片各 3 克，食用油 20 毫升，香油 2 毫升，盐、枸杞子各适量

做法

1. 牛百叶洗净、切片；海蜇泡去盐分洗净；黑木耳洗净撕小块。
2. 炒锅上火倒入油，将生姜片、葱花爆香，倒入适量水，调入盐，下入牛百叶、海蜇、黑木耳、枸杞子，大火煲熟，淋入香油即可。

健康指南

　　这道菜有益气滋阴、软化血管的功效。成品中的黑木耳可抑制血小板凝集，降低血液中胆固醇的含量，对冠心病、动脉血管硬化等心脑血管病颇为有益，并有一定的抗癌作用。

山药糙米鸡

材料

鸡半只，糙米 50 克，干山药 10 克，松子仁 5 克，红枣 5 颗，葱花 3 克，盐适量

做法

1. 将鸡收拾干净，汆烫去血水；干山药，洗净，备用；松子仁、红枣、糙米均洗净。
2. 烧开一小锅水，再放入鸡、山药、红枣、糙米，大火煮 5 分钟后以小火慢炖约 30 分钟，再撒入松子仁、葱花，调入盐即可。

健康指南

　　此菜具有益气补虚的作用，非常适合身体虚弱的老年人食用。鸡有补气养血的功效，此汤还适合贫血的老年人食用。

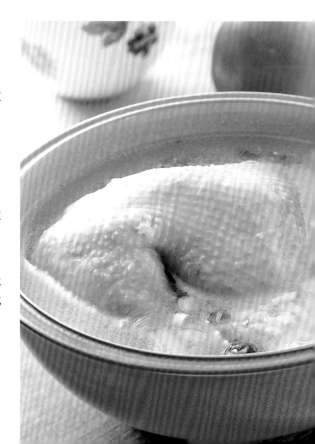

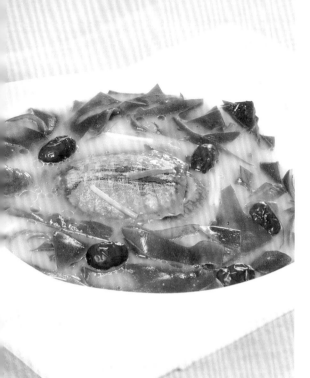

甲鱼海带汤

材料

甲鱼 300 克，海带 200 克，红枣、枸杞子各 10 克，生姜片 5 克，葱段 10 克，盐 3 克，高汤 250 毫升

做法

1. 将甲鱼洗净；海带洗净，切成条；红枣和枸杞子分别洗净。
2. 锅里加入高汤，将生姜片、葱段、甲鱼、红枣、枸杞子、海带一起放进锅里，炖煮至肉熟。
3. 最后加入盐调味即可。

健康指南

　　此汤有滋阴生津、软坚散结、养血补虚等功效。老年人常食用可降低血糖，改善口渴多饮、多尿、皮肤干燥瘙痒等阴虚症状，还可养血益气，增强体质。

核桃烧鲤鱼

材料

鲤鱼 500 克，核桃仁 100 克，生姜片、葱段、酱油、味精、食用油各适量

做法

1. 鲤鱼杀好洗净，煎锅放油烧至七成热，放入鲤鱼煎成金黄色，捞起沥油。
2. 将核桃仁下锅炒约 2 分钟。
3. 另起一锅加清水，水沸时放入煎好的鲤鱼和核桃仁以小火慢炖，熟后加入生姜片、酱油、味精调味，撒上葱段，即可起锅。

健康指南

　　核桃中所含的维生素 C 和不饱和脂肪酸能降低胆固醇、稳定血压、软化血管。老年人常食此品对防治高血压、高脂血症等疾病大有益处。

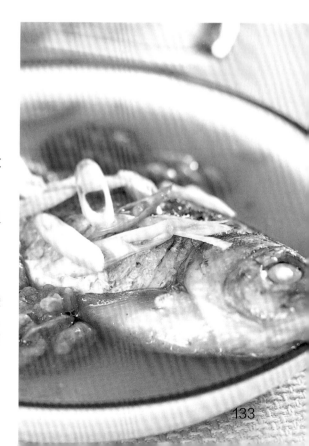

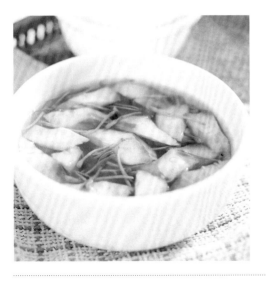

丝瓜银花饮

材料

丝瓜 500 克，银花 100 克，盐少许

做法

1. 将丝瓜去皮，洗净，切成块；银花洗净备用。
2. 锅置大火上，卜入丝瓜、银花，加清水 1000 毫升，煮开加少许盐调味即可饮用。

苦瓜海带瘦肉汤

材料

苦瓜 500 克，海带丝 100 克，猪瘦肉 250 克，盐 3 克，香油适量

做法

1. 将苦瓜洗净，切成两半，挖去瓤，切块。
2. 海带丝浸泡 1 小时，洗净；猪瘦肉洗净，切成小块。
3. 把苦瓜块、海带丝、猪瘦肉块放入砂锅中，加适量清水，煲至猪瘦肉熟烂，再调入盐，淋上香油即可。

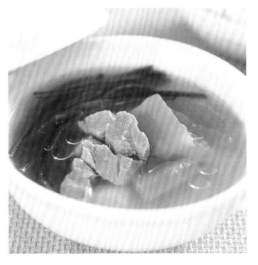

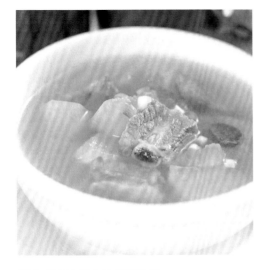

冬瓜排骨汤

材料

排骨 300 克，冬瓜 200 克，盐、生姜、葱花各适量

做法

1. 冬瓜去皮去籽，切块状；生姜洗净切片。
2. 排骨洗净斩块，汆烫去浮沫，洗净备用。
3. 排骨、冬瓜、生姜片同时下锅，加清水煮 30~45 分钟，加盐，再焖数分钟，撒上葱花即可。

冬瓜赤小豆汤

材料

冬瓜 200 克，赤小豆 100 克，盐 3 克，食用油适量

做法

1. 冬瓜去皮洗净，切块；赤小豆泡发洗净备用。
2. 锅入水烧开，放入赤小豆氽至八成熟，捞出沥干水分备用。
3. 锅下油烧热，放入冬瓜略炒，加入清水，放入赤小豆，加盐调味，煮熟装盘即可。

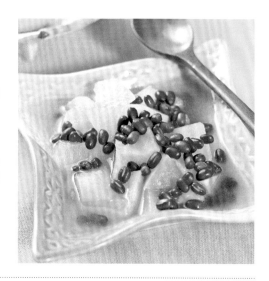

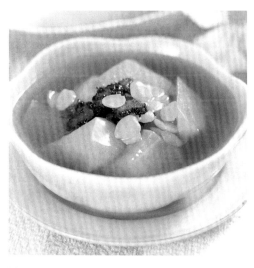

黄连杏仁胡萝卜汤

材料

胡萝卜 500 克，杏仁 20 克，黄连、盐各适量

做法

1. 黄连洗净；杏仁浸泡，去皮；胡萝卜洗净，切块。
2. 胡萝卜与杏仁、黄连一起放入碗中，移入蒸锅中，隔水炖。
3. 待胡萝卜炖熟后，调入盐即可。

白芍山药鸡汤

材料

鸡肉 100 克，莲子、鲜山药各 50 克，白芍 10 克，枸杞子 5 克，盐适量

做法

1. 鲜山药去皮，洗净切块；莲子、白芍及枸杞子洗净，备用。
2. 鸡肉洗净，切块，入沸水中氽去血水。
3. 锅中加入适量水，将山药、白芍、莲子、鸡肉放入；水沸腾后，转中火煮至鸡肉熟烂，加枸杞子，调盐即可食用。

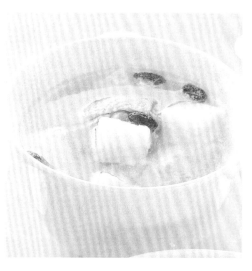

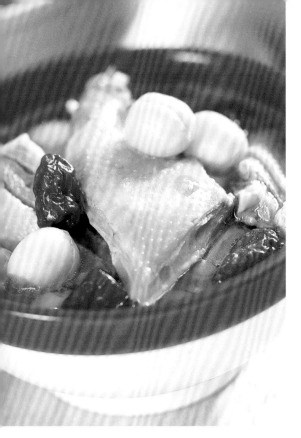

鸽肉莲子汤

材料

鸽子1只，莲子60克，红枣6颗，盐3克，生姜片5克

做法

1. 鸽子洗净，去内脏，切块；莲子、红枣泡发，洗净。
2. 将鸽肉放入沸水中氽去血水，捞出沥干水分备用。
3. 锅加油烧热，用生姜片爆锅，下入鸽肉稍炒，加适量清水，下入红枣、莲子一起炖35分钟至熟，放盐调味即可。

健康指南

　　鸽肉具有补气虚、降血压和血脂的功效。老年人常食此汤可改善体虚、头晕、贫血等症状，降低血液的黏稠度，预防动脉硬化等各种心脑血管疾病的发生。

苦瓜煲鹌鹑

材料

鹌鹑250克，苦瓜75克，枸杞子10克，生姜片3克，清汤、盐各适量

做法

1. 将鹌鹑收拾干净，斩块，氽烫；苦瓜洗净，去瓤，切块；枸杞子洗净备用。
2. 净锅上火倒入适量清汤，调入盐、生姜片，一同下入鹌鹑、苦瓜、枸杞子，将其煲至熟即可食用。

健康指南

　　鹌鹑含有丰富的维生素P等成分，老年人常食可防治高血压和动脉硬化等症；苦瓜中维生素C对保持血管弹性，维持正常生理功能，以及防治高血压、脑卒中、冠心病等具有积极作用。

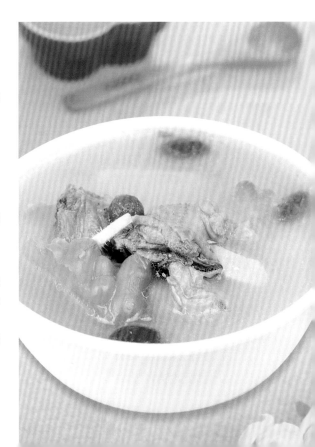

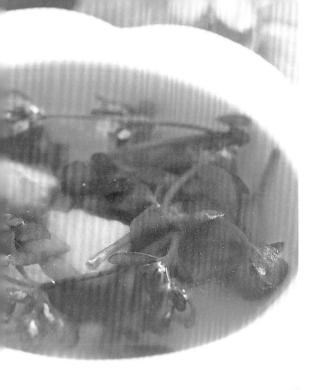

马齿苋杏仁瘦肉汤

材料

猪瘦肉 150 克，杏仁 100 克，鲜马齿苋 50 克，盐、枸杞子各适量

做法

1. 鲜马齿苋、杏仁洗净；猪瘦肉洗净，切块。
2. 鲜马齿苋、猪瘦肉以及杏仁、枸杞子一起放入锅内，加适量清水。
3. 大火煮沸后，改小火煲 2 小时，加盐调味即可。

健康指南

马齿苋中含有的钾离子可直接作用于血管壁上，使血管壁扩张，阻止动脉管壁增厚，从而起到降低血压的作用。"三高"人群经常吃马齿苋可保护血管，预防心脑血管疾病的发生。此品有良好的利水消肿、止咳化痰、降低血压的作用，十分适合老年人食用。

豆浆南瓜球

材料

南瓜 50 克，黑豆 20 克，白糖 10 克

做法

1. 黑豆洗净，泡水 8 小时，放入果汁机搅打，加入白糖，倒入锅中煮沸。
2. 滤取汤汁，即成黑豆浆。
3. 南瓜削皮洗净，用挖球器挖成圆球，放入开水中煮熟，将南瓜球、黑豆浆装碗即可食用。

健康指南

此饮具降压功效，患有高血压的老年人可以常食用。南瓜含有丰富的维生素 A、B 族维生素、维生素 C，同时还含有丰富的矿物质，以及人体必需的 8 种氨基酸，具有补中益气、消炎止痛、解毒杀虫等作用，老年人常食可补气虚，辅助降血糖。

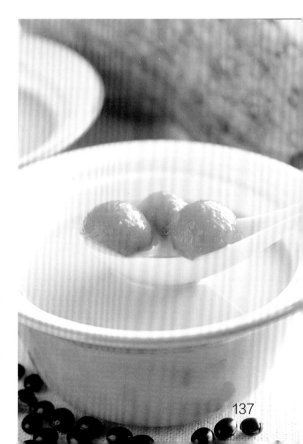

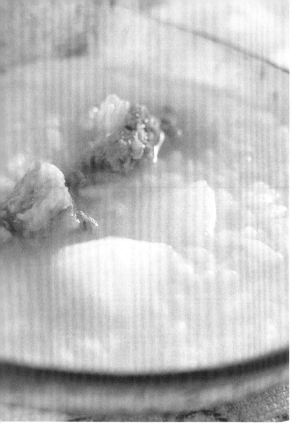

冬瓜排骨粥

材料
猪排骨 250 克，冬瓜 200 克，大米 100 克，盐少许

做法
1. 冬瓜洗净，去皮切成块状；猪排骨汆去血污，剁成块；大米淘洗干净。
2. 将冬瓜、猪排骨、大米一同放入锅内，再加入适量水煮至熟，加少许盐调味即可食用。

健康指南
　　这道粥软糯鲜香，非常可口。冬瓜含有多种维生素和人体所必需的微量元素，可调节人体的代谢平衡，有清热解毒、利水消肿的功效，对感染性疾病有食疗作用。

泽泻枸杞子粥

材料
大米 80 克，泽泻、枸杞子、泽泻叶各适量，盐 3 克

做法
1. 大米泡发洗净；枸杞子洗净；泽泻洗净，加水煮好，取汁待用；泽泻叶洗净，切碎。
2. 锅置火上，加入适量清水，放入大米、枸杞子以大火煮开。
3. 再倒入熬煮好的泽泻汁，以小火煮至浓稠状，调入盐拌匀，撒上泽泻叶即可。

健康指南
　　此粥具有利小便、降脂瘦身的功效，适合脂肪肝、小便不畅、肥胖的患者食用。枸杞子虽然具有很好的滋补作用，但不是所有的人都可以服用，由于它具滋补之性，正在感冒、身体有炎症的人最好不要食用。

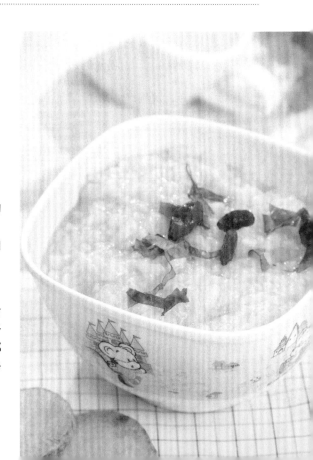

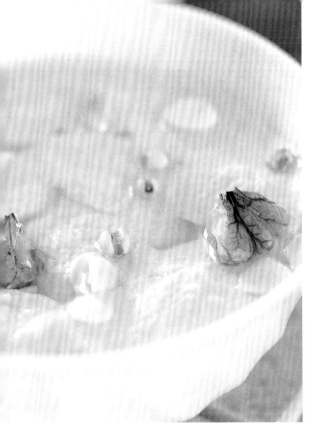

果仁鸡蛋羹

材料

白果、杏仁、核桃仁、花生仁各10克，鸡蛋2个，盐少许

做法

1. 白果、杏仁、核桃仁、花生仁一起炒熟。
2. 加入鸡蛋，调入适量水和少许盐，入锅蒸至蛋熟即成。

健康指南

　　白果是有效的"止咳好手"，含有的白果酸、银杏酚，经实验证明有抑菌和杀菌作用，可用于治疗呼吸道感染性疾病，有敛肺气、定喘咳的功效。将其同杏仁、核桃仁、花生仁、鸡蛋同煮成羹，不仅开胃润肠，还有很好的止咳平喘效果。

牡蛎豆腐羹

材料

牡蛎肉150克，豆腐100克，鸡蛋1个，韭菜50克，食用油20毫升，葱花2克，香油2毫升，高汤、盐、红甜椒末各适量

做法

1. 将牡蛎肉的泥沙洗净；豆腐洗净均匀切成细丝；韭菜洗净，切末；鸡蛋打入碗中，拌匀。
2. 净锅上火倒入油，将葱花炝香，倒入高汤。
3. 下入牡蛎肉、豆腐丝，调入盐煲至入味，再下入韭菜末、红甜椒末、鸡蛋，淋入香油即可。

健康指南

　　此羹中牡蛎含有的牛磺酸能够降低人体血压和血液中的胆固醇含量，老年人常食用可预防动脉硬化。

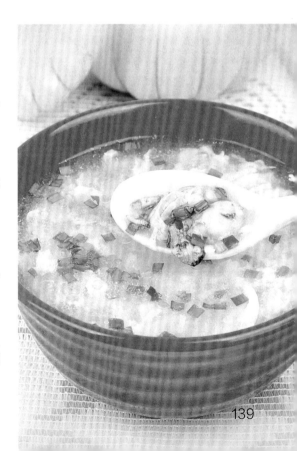

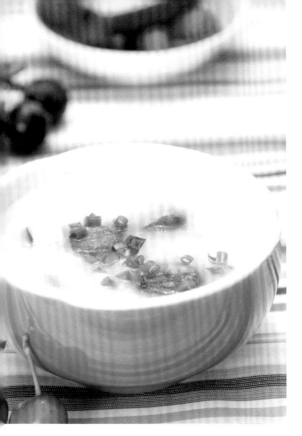

山楂苹果羹

材料

大米 100 克，干山楂 20 克，苹果 50 克，冰糖 5 克，葱花少许

做法

1. 大米淘洗干净，用清水浸泡；苹果洗净切小块；干山楂用温水稍泡后洗净。
2. 锅置火上，放入大米，加水煮至八成熟。
3. 再放入苹果、干山楂煮至米烂，放入冰糖熬至溶化后调匀，撒上葱花即可。

健康指南

　　此品具有健脾消食、涩肠止泻、美白养颜、降压降脂等功效，适合胃肠胀气、脾虚泄泻、高脂血症等症的老年人食用，有助于调理身体功能。另外，老年人应注意不要空腹食用山楂，因为空腹食用，会使胃酸分泌增多，对胃黏膜造成不良刺激，促使胃部胀满、泛酸。

核桃莲子黑米粥

材料

黑米 80 克，白糖 4 克，莲子、核桃仁各适量

做法

1. 黑米泡发洗净；莲子去心洗净；核桃仁洗净。
2. 锅置火上，倒入清水，放入黑米、莲子煮开。
3. 加入核桃仁同煮至浓稠状，调入白糖拌匀即可。

健康指南

　　本品具有补肾益气、养心安神的功效。老年人易患心律失常，常食用本品可防治该病，调理身体。莲子心所富含的生物碱具有很好的强心作用，还能抗心律不齐。

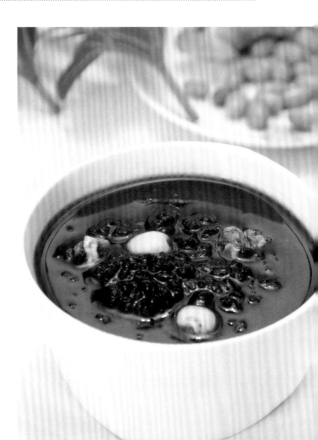

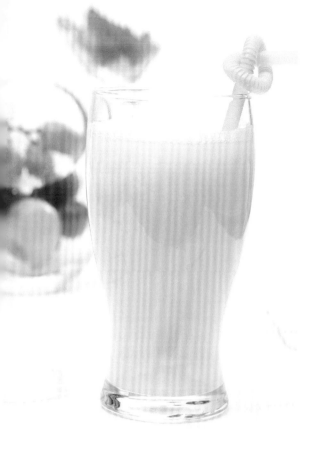

金橘番石榴苹果汁

材料

金橘 8 个，番石榴 1/2 个，苹果 1 个

做法

1. 将番石榴洗净，切块；金橘洗净、切开；苹果洗净、切块。
2. 将番石榴、金橘、苹果一起放入榨汁机中，加入冷开水，一起搅打成果泥状，滤出果汁即可。

健康指南

　　此饮具有消食开胃、涩肠止泻的功效，适合经常腹泻的老年人饮用。饮品中的番石榴营养价值高，它含有蛋白质、脂肪、糖类、多种维生素、钙、磷、铁等营养物质，尤以维生素 C 含量丰富，有止血、健脾消食、涩肠止泻的作用。

胡萝卜蜜桃饮

材料

桃子 1 个，胡萝卜 30 克，牛奶 100 毫升，柠檬汁 10 毫升，蜂蜜适量

做法

1. 胡萝卜洗净，去皮；桃子洗净去皮，去核。
2. 将胡萝卜、桃子切适当大小的块，与柠檬汁、牛奶一起放入榨汁机内搅打成汁，过滤出果肉。
3. 用蜂蜜调味即可。

健康指南

　　此饮酸甜可口，有利尿降压的功效。其中的桃子味道鲜美、营养丰富，是人们最为喜欢的鲜果之一，其含有的钾元素可以帮助体内排出多余的盐分，有辅助降低血压的作用；胡萝卜、牛奶有增强机体免疫力的作用，非常适合老年人食用。

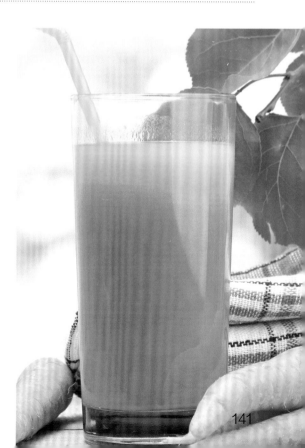

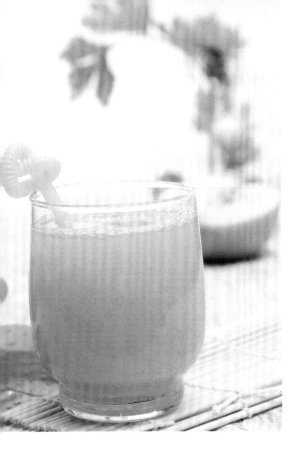

杨桃柳橙汁

材料
杨桃 2 个，柳橙 1 个，柠檬汁、蜂蜜各少许

做法
1. 杨桃洗净，切块。
2. 柳橙清洗干净，切块，与杨桃一同榨汁，加入柠檬汁和蜂蜜一起调匀即可。

健康指南
　　此饮可以辅助降低高血压，对老年人原发性高血压有防治作用。杨桃能减少机体对脂肪的吸收，预防肥胖，还有降低血脂、胆固醇的作用。柳橙中所含的丰富的维生素 C、维生素 P，能增加老年人机体抵抗力，增加毛细血管的弹性，辅助降低血中胆固醇含量。

包菜猕猴桃柠檬汁

材料
包菜 150 克，猕猴桃 2 个，柠檬半个

做法
1. 将包菜放进清水中彻底洗干净，卷成卷。
2. 猕猴桃洗净，去皮，切块；柠檬洗净，切片。
3. 将所有材料放入榨汁机中榨汁即可。

健康指南
　　鲜猕猴桃中维生素 C 的含量在水果中是最高的，它还含有丰富的蛋白质、碳水化合物、多种氨基酸和矿物质等，都为人体所必需；而且它果实鲜美、风味独特、酸甜适口、营养丰富，可以很好地提高老年人的食欲。另外，包菜中含有酸性的降压成分，有明显的降压作用。所以，此饮品非常适合老年人饮用。

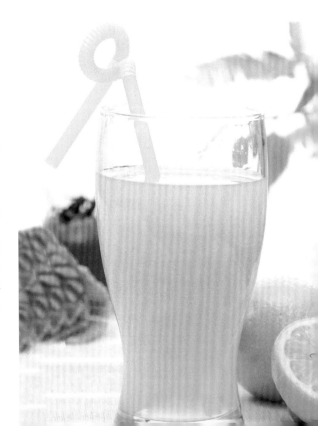

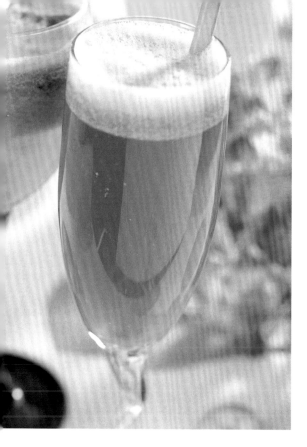

韭菜香瓜柳橙汁

材料

韭菜 70 克，香瓜 80 克，柳橙、柠檬各 1 个

做法

1. 柠檬洗净，切块；柳橙去皮和籽；香瓜去皮、去瓤，切块。
2. 韭菜洗净，切小段后备用。
3. 将柠檬、柳橙、韭菜和香瓜放入榨汁机里榨成汁即可。

健康指南

　　橙子所含膳食纤维和果胶物质，可促进肠道蠕动，有利于清肠通便，降低肠道对脂肪的吸收率，排出体内有害物质。香瓜富含钾和膳食纤维，可有效降低血中胆固醇，有效降低血压；柠檬也可辅助降压降脂。所以患有高脂血症、高血压、动脉硬化的老年人常饮用此饮品，可有效改善全身症状。

菠菜柠檬橘汁

材料

菠菜 200 克，橘子 1 个，苹果 20 克，柠檬半个，蜂蜜 10 毫升

做法

1. 将菠菜洗净，择去黄叶，切小段。
2. 橘子剥皮，撕成瓣；苹果去皮去核，切成小块；柠檬去皮，切小块。
3. 将上述材料放入榨汁机内，加冷开水搅打 2 分钟，加蜂蜜调匀。

健康指南

　　柠檬含柠檬酸等有机酸和橙皮苷、柚皮苷等黄酮苷，还含有维生素 C、钙、磷、铁等，可防治心血管疾病。橘子富含维生素 C 和维生素 P，能增强血管弹性和韧性。菠菜和苹果都具有降低血压、软化血管、预防便秘的作用，非常适合老年人食用。

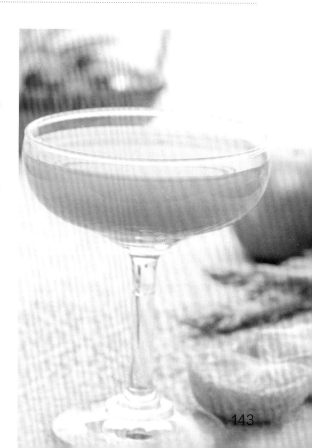

143

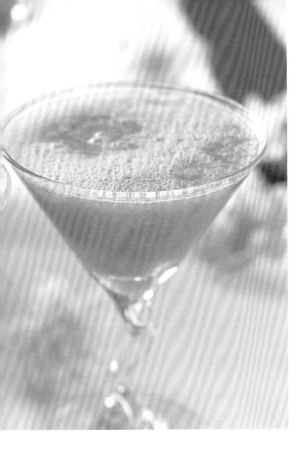

草莓豆浆蜂蜜汁

材料

草莓 180 克，豆浆 180 毫升，蜂蜜适量

做法

1. 草莓洗净，去蒂。
2. 在果汁机内放入豆浆、蜂蜜，搅拌 20 秒。
3. 将草莓放入，搅拌 30 秒即可。

健康指南

　　老年人常饮用此饮品对高血压、动脉硬化、冠心病有较好的食疗功效，同时，还可提高身体免疫力、延缓衰老。饮品中的草莓酸甜可口，是一种色香味俱佳的水果。它含有丰富的维生素和矿物质，还含有葡萄糖、果糖、柠檬酸、苹果酸、胡萝卜素、维生素 B_2 等，这些营养素对老年人的健康很有益。

芹菜橘子哈密瓜汁

材料

哈密瓜 200 克，芹菜、橘子各 100 克，西红柿 50 克，蜂蜜少许

做法

1. 将哈密瓜去皮切块；橘子去皮、去籽；芹菜洗净，切小段；西红柿洗净，切薄片备用。
2. 上述材料放入榨汁机中，加入冷开水榨汁。
3. 最后加入蜂蜜调味，用橘子皮装饰即可。

健康指南

　　芹菜中含有丰富的挥发油、甘露醇等，能促进肠道胆固醇的排泄，减少人体对脂肪的吸收。橘子、西红柿均富含丰富的维生素 C，可有效降低血脂、软化血管，对高脂血症以及心脑血管疾病的老年患者大有益处。所以，老年人平时可以多饮用此饮品。

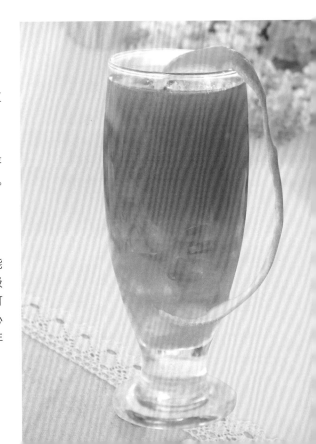

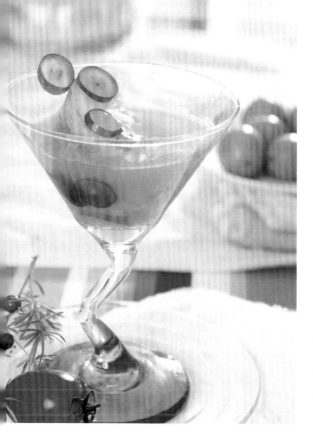

葡萄苹果汁

材料
葡萄 150 克，碎冰适量，红色去皮的苹果 1 个

做法
1. 红葡萄、苹果洗净，切片。
2. 把大部分葡萄和苹果片一起放入榨汁机，榨汁。
3. 碎冰倒在成品上，装饰苹果片和葡萄片。

健康指南
  此饮品中葡萄与苹果均能降低人体血清胆固醇水平，并且富含能保护心血管的维生素 C，不仅可以降低血脂，还有助于预防冠心病、动脉硬化等并发症的发生。此外，葡萄还含有大量的天然糖、维生素、微量元素和有机酸，能促进老年人身体的新陈代谢，对血管和神经系统健康极为有益。

牛蒡芹菜汁

材料
牛蒡 300 克，芹菜 50 克，蜂蜜少许

做法
1. 将牛蒡用清水洗干净，去皮，切块，焯烫；芹菜洗净，把芹菜叶去掉，备用。
2. 将备好的牛蒡和芹菜与 200 毫升冷开水一起放入榨汁机中榨汁。
3. 榨完汁后将汁倒入杯中，加入少许蜂蜜，拌匀即可饮用。

健康指南
  此菜具有降压降糖、疏风散热、生津解渴的功效，老年人经常饮用，可改善口渴多饮等症状，还可预防高血压、冠心病、动脉硬化等并发症。牛蒡对风热咳嗽、咽喉肿痛也有良好的食疗功效。

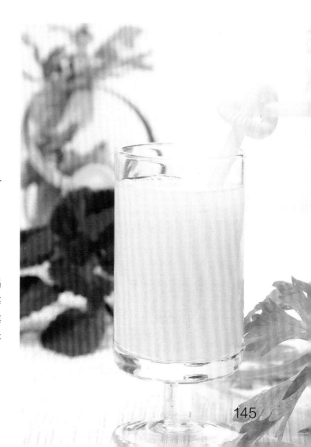

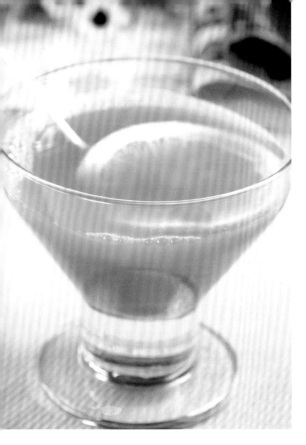

黄瓜木瓜柠檬汁

材料

木瓜 400 克，黄瓜 2 根，柠檬半个

做法

1. 将黄瓜洗净，切块；木瓜洗净，去皮，去瓤，切块；柠檬洗净，切成小片。
2. 将所有材料（留一片柠檬片），放入榨汁机中榨出果汁，用一片柠檬片装饰即可。

健康指南

　　此饮有清热利尿、生津止渴、降糖降脂的功效，糖尿病、高脂血症、心脏病的老年患者可经常饮用，还可缓解口干舌燥、便秘、小便短赤等症。饮品中的木瓜含有木瓜蛋白酶，能帮助蛋白质分解，可用于消化不良、胃炎等症。木瓜还有祛湿的作用，对于老年人肥胖水肿、肢节麻木、屈伸不利等症有较好的作用。

芹菜苹果汁

材料

芹菜 80 克，苹果 50 克，胡萝卜 60 克，蜂蜜少许

做法

1. 将芹菜洗净，切成段。
2. 将苹果洗净，去皮去核，切成块；胡萝卜洗净，切成块。
3. 将所有的材料倒入榨汁机内，搅打成汁，加入蜂蜜即可。

健康指南

　　芹菜中含有酸性的降压成分，有明显的降压作用，同时它还含有利尿成分，可辅助消除体内的水钠潴留；胡萝卜能有效改善微血管循环，降低血脂，增加冠状动脉血流量，具有降压、强心、降血糖等作用。因此，此饮品非常适合老年人饮用。

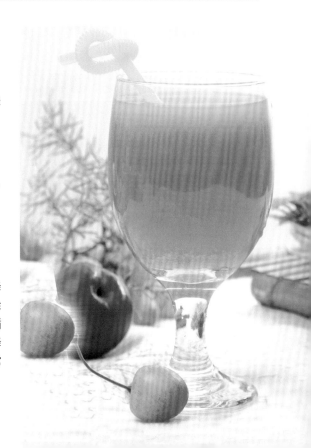

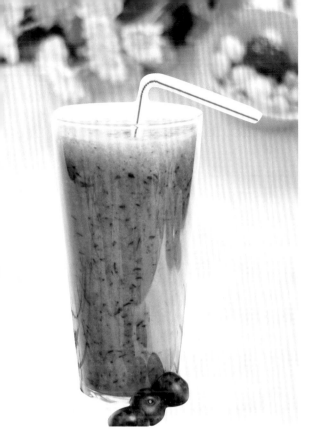

清新蓝莓汁

材料

蓝莓 300 克

做法

1. 蓝莓洗净，对半切开。
2. 蓝莓放入搅拌机中，倒入适量冷开水，搅打均匀即可。

健康指南

　　本品具有降低胆固醇、防止动脉粥样硬化、促进心血管健康、增强心脏功能、预防癌症和心脏病的作用，适合老年人饮用。蓝莓的果胶含量很高，能促进排便；蓝莓还富含维生素 C，有抗氧化、保护血管的功效，能延缓大脑功能衰退。

桂枝二参茶

材料

沙参、丹参、桂枝各 15 克，白糖少许

做法

1. 将沙参、丹参、桂枝放入砂锅，加适量水煮沸，续煮 15 分钟，取汁倒入茶杯。
2. 放入白糖，搅匀待温饮用。

健康指南

　　本品具有活血化淤、通络止痛的功效，适合老年人经常饮用，能够强身健体。丹参中含有的丹参酮对治疗冠心病有良好效果。此外，丹参还可以治疗神经性衰弱失眠、关节痛、胸肋疼痛等症。

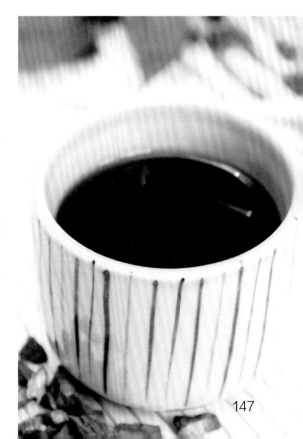

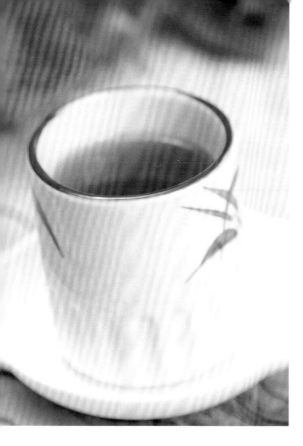

仙人掌绿茶饮

材料

仙人掌 40 克，绿茶 5 克

做法

1. 将仙人掌和绿茶分别洗净。
2. 仙人掌去刺，然后与绿茶一同放入锅中。
3. 加入适量的水煎煮，去渣取汁服用。

健康指南

　　此饮具有降糖降脂、消炎杀菌、清热解毒的功效，适合糖尿病、高血压、高脂血症等老年患者食用。仙人掌含有人体必需的 8 种氨基酸和多种微量元素，以及抱壁莲、角蒂仙、玉芙蓉等珍贵成分；不仅对人体有清热解毒、清咽润肺、养颜护肤等诸多作用，还对肝癌、糖尿病、高脂血症、支气管炎等病症有明显治疗作用。所以此饮品非常适合老年人饮用。

山楂薏米荷叶茶

材料

薏米 30 克，山楂 10 克，干荷叶 15 克，白糖适量

做法

1. 山楂、干荷叶洗净；薏米洗净后，用温水浸泡 30 分钟。
2. 将薏米放入锅中先煮熟，再放入山楂、干荷叶，煮 5 分钟即可关火。
3. 加入白糖调匀即可饮用。

健康指南

　　此茶具有利水消肿、活血化淤的功效，适合慢性病毒性肝硬化、尿路感染的老年人患者饮用。荷叶性味苦涩，具有清暑利湿、升发清阳、凉血止血等功效，另外研究表明，荷叶中的生物碱还有一定的降血脂作用。

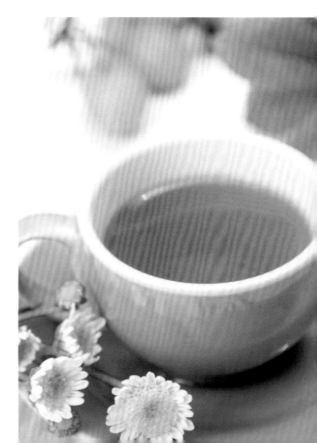

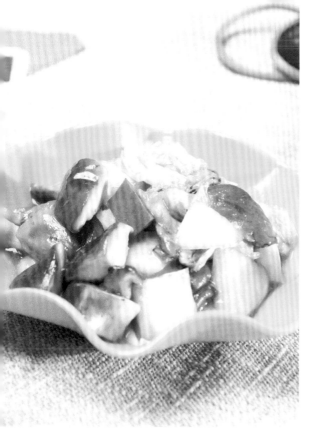

大白菜炒双菇

材料

大白菜、香菇、平菇、胡萝卜各100克，盐3克，食用油适量

做法

1. 大白菜洗净切段；香菇、平菇均洗净切块，焯烫片刻；胡萝卜去皮、切片。
2. 热锅烧热食用油，放入大白菜、胡萝卜翻炒。
3. 再放入香菇、平菇，调入盐炒熟即可。

健康指南

　　此菜有益气补虚、通利肠道、防癌抗癌的功效，是老年人调养身体的一道好食谱。大白菜能改善人体胃肠道功能、延缓血糖上升、增加粪便的体积、预防便秘；香菇和平菇可预防血管硬化、降低血脂和血压；胡萝卜则有改善微血管循环、降低血脂之功效。

蒜末芥菜

材料

芥菜400克，蒜20克，生姜末2克，盐、食用油各适量

做法

1. 将芥菜洗净，切成段；蒜拍碎后剁成末，备用。
2. 将炒锅置火上，放食用油烧热，加生姜末爆香，再将芥菜、蒜末放入锅中煸炒。
3. 加入盐调味，炒至入味即可装盘。

健康指南

　　此菜具有清热解毒、消炎杀菌、降压降糖的功效。老年人经常食用，既可强身健体，又能预防心脑血管疾病。

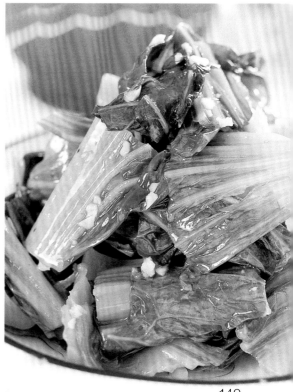

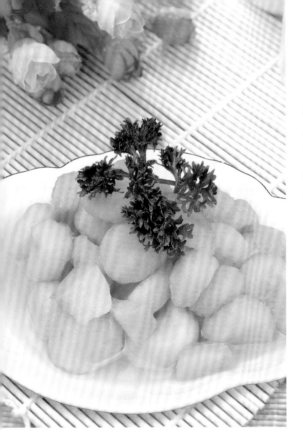

橙汁马蹄

材料

马蹄 400 克，白糖 30 克，淀粉 5 克，橙汁 100 毫升，西芹叶少许

做法

1. 马蹄洗净，去皮切块，入沸水中煮熟，捞出沥干水分备用。
2. 将橙汁加热，加入白糖，以淀粉勾芡成汁。
3. 将做好的橙汁淋在马蹄上，腌渍入味，以西芹叶装饰即可。

健康指南

马蹄中磷的含量非常高，对牙齿和骨骼的发育很有好处，因此可以延缓老年人骨骼退行性病变的程度。橙汁含有丰富的维生素 C，有软化血管的作用。老年人常食此菜，对防治高血压、动脉硬化等心血管疾病有一定的作用。

素炒黄豆芽

材料

黄豆芽 350 克，大豆油、葱花、盐各适量

做法

1. 黄豆芽洗净后加沸水氽熟，捞出沥干水分待用，氽豆芽的汤留作炒菜时用。
2. 锅加大豆油烧热，将葱花爆香，把黄豆芽放入，炒 2~3 分钟。
3. 加入氽豆芽的原汤和盐，炒至汤将干即可。

健康指南

此菜营养价值高，可降低血压、软化血管，还能利尿消肿，是老年人的一道营养保健菜谱。黄豆芽由黄豆加工而成，富含蛋白质、维生素、钙、铁、大豆异黄酮等营养成分，可预防缺铁性贫血。

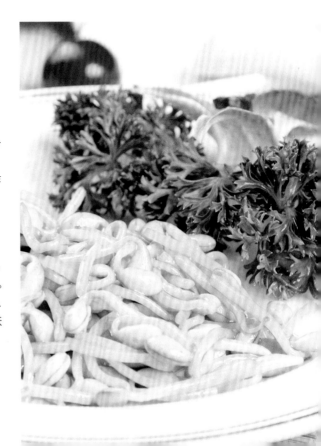

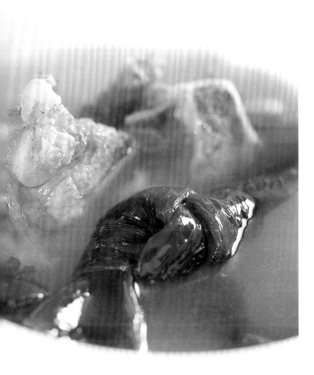

猪骨海带汤

材料

猪排骨 600 克，海带 150 克，葱、生姜、蒜、盐、香油各适量

做法

1. 将猪排骨洗净，斩块，入沸水氽烫，捞出沥净血水。
2. 海带泡发，洗净，打成结；葱、生姜、蒜均洗净，葱切成段，生姜、蒜切成片。
3. 净锅置火上，放入适量水，将排骨块煮开；加入海带、葱段、生姜片，烧沸，撇去浮沫，改小火煮至熟烂；加入蒜片、盐、香油，拌匀即可。

健康指南

　　此汤富含钙质、碘元素，可预防骨质疏松症，老年人食用有益身体健康。此汤还有软坚散结、止咳化痰的功效。

素烧冬瓜

材料

冬瓜 600 克，盐 3 克，食用油、葱花各适量

做法

1. 将冬瓜去皮、瓤，切成块，洗净。
2. 食用油烧热后，投入冬瓜块煸炒，待稍软时，加盐和适量水。
3. 烧至熟烂后，撒上葱花即可。

健康指南

　　冬瓜是低脂肪、高维生素的食物，容易消化。冬瓜中含有的丙醇二酸能有效抑制糖类转化为脂肪，防止脂肪堆积，还有利尿消肿的功效，对防治高脂血症、高血压、水肿等有良好作用。

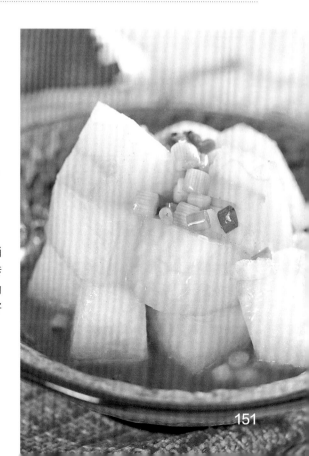

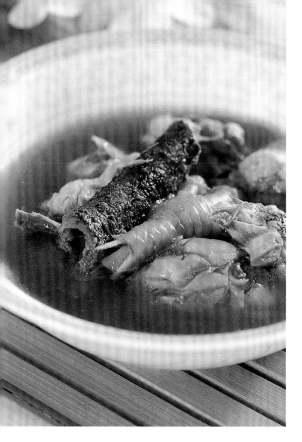

五加皮炖鸡

材料

母鸡 500 克，五加皮 10 克，红花 5 克，盐少许

做法

1. 将母鸡去毛、皮、内脏，洗净，斩块。
2. 鸡块入沸水锅中汆烫，用清水冲洗干净。
3. 将鸡块与红花、五加皮一起放到锅内，加适量清水，煮至肉熟烂，然后加少许盐调味即可。

健康指南

　　五加皮具有祛风除湿的功效，适合风湿性关节炎的老年人食用。鸡肉蛋白质含量较高，且易被人体吸收和利用，有增强体力、强壮身体的作用。

虾皮炒西葫芦

材料

西葫芦 300 克，虾皮 100 克，盐 3 克，食用油适量

做法

1. 将西葫芦用清水洗净，切片；虾皮洗净。
2. 锅中加入适量清水烧沸，放入西葫芦焯烫片刻，捞起，沥干水备用。
3. 锅中加食用油烧热，放入虾皮炸至金黄色，捞起。
4. 锅中留少量油，将西葫芦和虾皮一起倒入锅中，翻炒，再调入盐，炒匀即可。

健康指南

　　此菜富含蛋白质、钙、镁等营养成分，有促进骨骼和牙齿健康、利尿降压的作用。虾皮富含的钙还可预防老年性骨质疏松症。

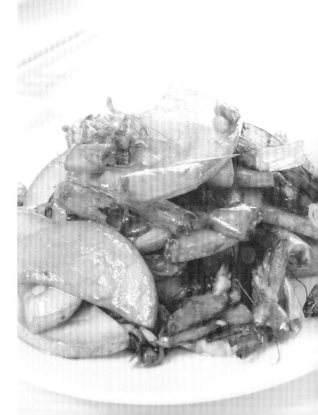

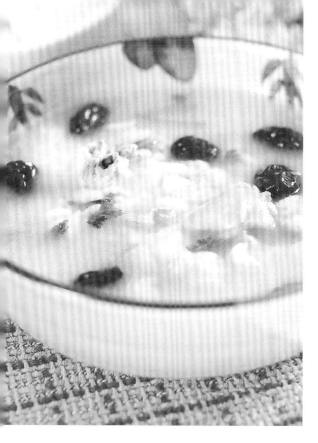

葱白红枣鸡肉粥

材料

鸡肉、大米各100克，红枣10颗，葱白、香菜、生姜各10克，盐适量

做法

1. 大米、红枣、生姜、葱白分别洗净，生姜切片，葱白切丝；香菜洗净切段；鸡肉洗净切粒。
2. 将红枣、大米、生姜片、鸡肉粒放入锅中，煮半小时左右。
3. 待粥成，加入葱白丝、香菜段，加盐调味即可。

健康指南

　　此粥软糯鲜香，老年人食用后容易消化吸收。另外，葱中含有相当量的维生素C，有舒张血管、促进血液循环的作用，可以保持老年人的血管健康。

炮姜薏米粥

材料

大米50克，炮姜6克，艾叶10克，薏米30克，红糖少许

做法

1. 将艾叶洗净，与炮姜加水煎取汁；薏米、大米洗净备用。
2. 将薏米、大米煮粥至八成熟，加入药汁同煮至熟。
3. 加入红糖调匀即可。

健康指南

　　薏米富含的维生素 B_2、薏米酯、谷固醇、氨基酸等具有降低血糖的作用。薏米中含有的膳食纤维，可促进排便，缓解老年人便秘。此外，老年人多食薏米还能促进皮肤健康。

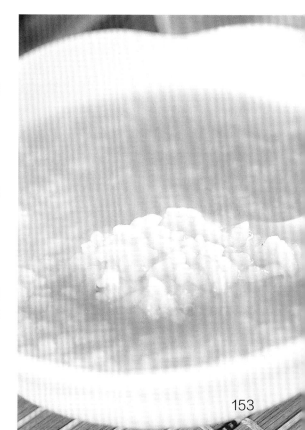

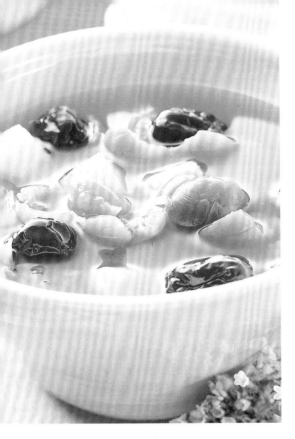

桂圆山药红枣汤

材料

鲜山药 150 克，桂圆肉 100 克，红枣 6 颗，冰糖适量

做法

1. 山药削皮洗净，切小块；红枣洗净。
2. 锅内加适量水煮开，加入山药块煮沸，再下红枣。
3. 待山药熟透、红枣松软，将桂圆肉剥散加入汤中，待桂圆之香甜味渗入汤中就可熄火，加冰糖调味即成。

健康指南

　　桂圆富含的维生素 P，对老年人而言，有保护血管、防止血管硬化的作用。此汤具有健脾益气、补血养心等功效，适合气血两虚的老年人食用，可改善面色萎黄、神疲乏力、头晕目眩等症状。

冬瓜竹笋汤

材料

冬瓜 200 克，素肉块 35 克，黄柏、知母各 10 克，竹笋 100 克，盐、香油各适量

做法

1. 将素肉块洗净，泡软挤干水分备用；冬瓜洗净，切块备用；竹笋洗净，备用。
2. 黄柏、知母均洗净，放入棉布袋中，和适量清水一起放入锅中，以小火煮沸。
3. 加入素肉块、冬瓜、竹笋煮沸，至熟后取出棉布袋，加入盐、香油即可食用。

健康指南

　　此汤适合内火旺盛的老年人食用。冬瓜和竹笋都属于高钾低钠食物，可排钠降压、利尿消肿、降低血液中的胆固醇，并且还有清热泻火、利尿通淋的作用。但此汤不适合阳虚体质的老年人饮用。

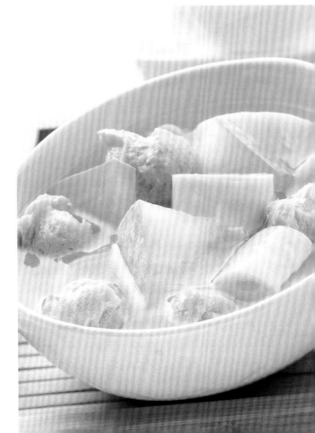

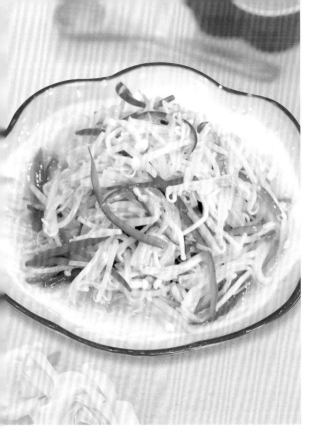

金针菇炒绿豆芽

材料

绿豆芽 200 克，金针菇 50 克，青甜椒、红甜椒各 50 克，盐 3 克，食用油适量

做法

1. 绿豆芽洗净；金针菇洗净；青甜椒、红甜椒均洗净，切丝。
2. 锅中加食用油烧热，放入青甜椒和红甜椒炒香，再放入绿豆芽和金针菇翻炒至熟。
3. 调入盐调味，装盘。

健康指南

　　绿豆在发芽过程中，维生素 C 含量会增加很多，而且部分蛋白质也会分解为各种人体所需的氨基酸，营养十分丰富。绿豆芽还有很高的药用价值，不仅能解诸毒，还能利尿、消肿、调五脏，并且可以降血脂和软化血管。

薏米白果粥

材料

薏米 60 克，大米 50 克，白果 10 克，枸杞子 5 克，盐、葱各适量

做法

1. 大米洗净；薏米洗净泡发；白果洗净，捣碎；枸杞子洗净；葱洗净，切花。
2. 锅置火上，加清水，放入大米、薏米、白果、枸杞子，以大火煮至米粒开花。
3. 煮至粥呈浓稠状时，调入盐拌匀，撒上葱花即可食用。

健康指南

　　老年人食用此粥，不仅有利于保持支气管扩张的状态，防止哮喘，还可增强机体的抵抗力。薏米熬粥时，加入适量白果，有健脾除湿、清热排脓的功效。

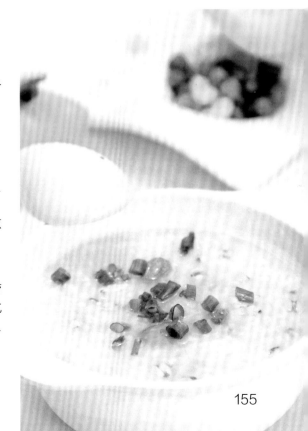

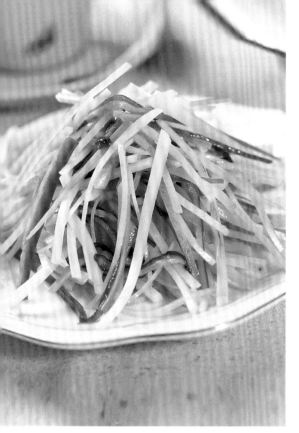

胡萝卜土豆丝

材料

土豆 250 克，胡萝卜 100 克，青甜椒 20 克，红甜椒 15 克，盐 4 克，白糖 2 克，淀粉、鲜汤、食用油各适量

做法

1. 将红甜椒、青甜椒、胡萝卜均洗净，切丝。
2. 将土豆削皮切成丝，洗净捞起沥水，放入油锅中炒至断生，捞起。
3. 原锅留油，倒入青甜椒、红甜椒、胡萝卜，加入盐、白糖和土豆丝，拌炒后加入鲜汤，待熟后用淀粉勾芡即可。

健康指南

　　此菜具有益气健脾、增进食欲、明目、消脂减肥的功效，尤其适合食欲不佳、高脂血症、高血压等老年患者食用。

赤小豆竹笋汤

材料

赤小豆、绿豆各 100 克，竹笋 30 克，盐 3 克

做法

1. 将竹笋洗净，切块，与洗净的赤小豆、绿豆一同置锅中，加适量水同煮。
2. 先用大火煮 3 分钟左右，再转小火煮 20 分钟左右。
3. 待锅中材料熟透后，加盐调味即可食用。

健康指南

　　赤小豆有利尿、促进血液循环、消肿、增强抵抗力的效果；竹笋有消炎、通便、化痰、消食等功效。二者搭配食用，十分适合有前列腺疾病的老年人食用。

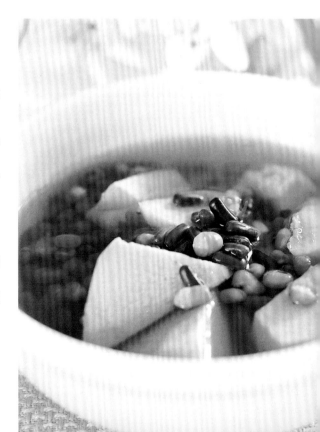

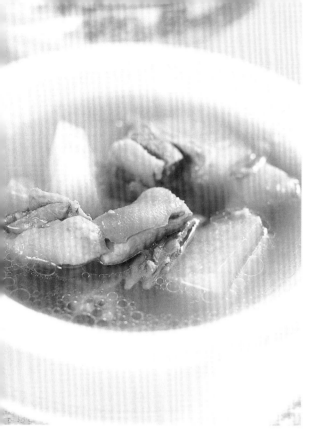

赤小豆冬瓜老鸭汤

材料

老鸭 750 克，冬瓜 200 克，薏米、赤小豆各 30 克，生姜 2 片，盐 3 克

做法

1. 冬瓜洗净，去皮切成大块状；薏米、赤小豆洗净，浸泡 1 小时。
2. 老鸭洗净，斩块，飞水；锅中下入生姜片，将老鸭爆炒 5 分钟，转移到瓦锅内。
3. 加适量清水，放入薏米、赤小豆以大火煲开后，改用小火煲 3 小时，加盐调味即可。

健康指南

　　本汤有滋阴补虚的功效。冬瓜、赤小豆、老鸭均有滋阴、利尿、消肿之效，对患有肾性水肿、前列腺炎的老年人大有益处。

香蕉燕麦牛奶

材料

香蕉 1 根，燕麦 80 克，牛奶 200 毫升

做法

1. 将香蕉去皮，切成小段。
2. 燕麦洗净。
3. 将香蕉、燕麦、牛奶放入榨汁机内，搅打成汁即可。

健康指南

　　香蕉中富含大量的膳食纤维和维生素 C，可促进胃肠蠕动，预防便秘；牛奶富含蛋白质和钙，老年人食用可以增强身体免疫力，促进骨骼和牙齿的健康；燕麦中含有极其丰富的 β - 葡聚糖，对脂肪肝、糖尿病、水肿、便秘等也有辅助疗效。

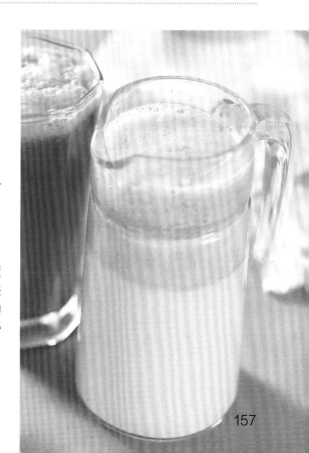

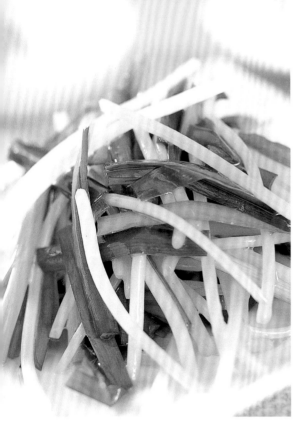

韭菜炒绿豆芽

材料

绿豆芽 150 克，韭菜 100 克，葱、生姜、盐、香油、食用油各适量

做法

1. 将绿豆芽洗净，沥干；韭菜择洗干净，切段；葱、生姜洗净，切丝。
2. 锅中加食用油烧热后，下入葱丝、生姜丝爆香，再放入绿豆芽煸炒几下。
3. 下入韭菜段翻炒均匀，加盐、香油调味即可。

健康指南

　　韭菜中含有挥发性精油，可促进食欲，降低血脂，对于高脂血症、高血压与冠心病有一定的疗效。绿豆芽中含有丰富的膳食维素，是便秘老年人的健康蔬菜。

大刀莴笋片

材料

莴笋 200 克，枸杞子 30 克，盐 3 克，白糖 2 克，香油 15 毫升

做法

1. 将莴笋去皮洗净后，用刀切成大刀片，放开水中焯至断生，捞起沥干水，装盘。
2. 枸杞子洗净，放开水中烫熟，撒在莴笋片上。
3. 把盐、白糖、香油一起放碗中拌匀，淋在莴笋片上即可。

健康指南

　　莴笋中含有大量的膳食纤维和维生素，能促进肠胃蠕动，延缓肠道对脂肪和胆固醇的吸收；莴笋还含有丰富的维生素 B_3，维生素 B_3 是胰岛素的激活剂，可激活胰岛素，降低血糖。

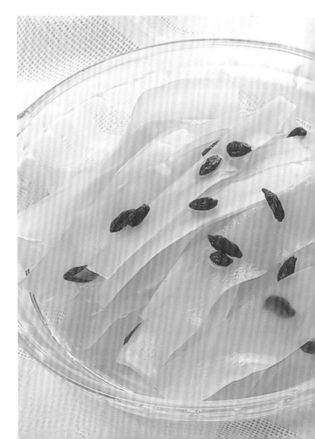

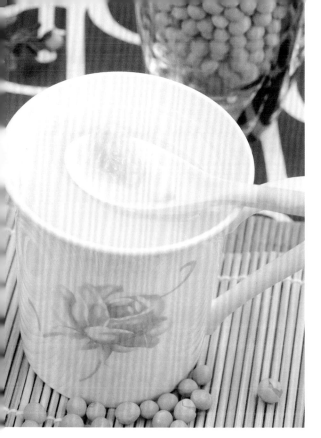

柚子黄豆浆

材料

柚子 60 克，黄豆 50 克，白糖少许

做法

1. 黄豆加水泡至发软，捞出洗净；柚子去皮、去籽，将果肉切碎丁备用。
2. 上述材料放入豆浆机中，加水搅打成豆浆。
3. 煮沸后滤出柚子黄豆浆，加入白糖拌匀。

健康指南

　　本品具有滋阴清热、利水消肿的功效，适合高血压患者饮用。黄豆含有较多不饱和脂肪酸，以亚麻酸含量最丰富，这对于预防动脉硬化有很大作用。黄豆含有的磷脂是构成细胞的基本成分，对维持人的神经、肝脏、骨骼及皮肤的健康均有重要作用。

贡梨酸奶

材料

贡梨 1 个，柠檬半个，酸奶 200 毫升

做法

1. 将贡梨用清水冲洗干净，去皮、去籽，切成块状，备用。
2. 柠檬用清水洗净，切片备用。
3. 将洗切好的贡梨、柠檬及酸奶放入搅拌机内搅打成汁即可。

健康指南

　　此饮品具有增加血管弹性、降低血压的作用，老年人可以适量饮用，以调理自身的生理功能，达到强身健体的效果。其中贡梨所含的B族维生素有保护心脏、减轻疲劳、降低血压、维持身体健康之功效。

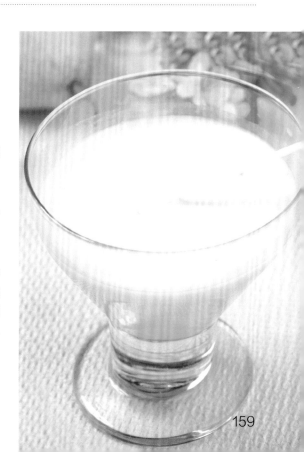

芙蓉南瓜

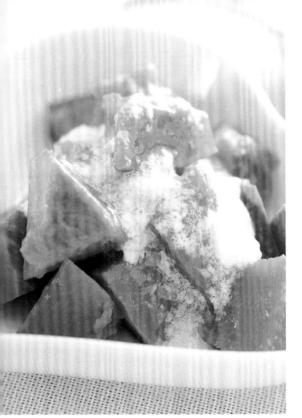

材料

南瓜 110 克，白糖 20 克，食用油适量

做法

1. 南瓜去皮去籽，洗净，切滚刀块，放入开水中煮熟后捞起。
2. 炒锅中注入食用油，加入白糖，炒至半溶。
3. 将糖液淋在煮好的南瓜上即可。

健康指南

　　南瓜具有宽中、通便、降糖、降脂的作用，老年人吃南瓜可以延缓餐后血糖的上升速度。但由于本品加入了白糖调味，糖尿病患者不宜食用。

沙姜拌菠菜

材料

菠菜 300 克，沙姜 20 克，蒜 5 克，盐 3 克，香油 5 毫升，食用油、红甜椒丝各适量

做法

1. 菠菜洗净，留茎；蒜、沙姜去皮洗净剁末。
2. 锅中注入适量水，加少许食用油、盐，将菠菜放入焯烫，装入碗中。
3. 锅上火，注入食用油烧热，下沙姜末、蒜末爆香，盛出，放入装有菠菜的碗里，加入盐、香油、红甜椒丝拌匀即可。

健康指南

　　菠菜能润燥通便、清热除烦、补血，其中的膳食纤维可缓解血糖上升过快，刺激肠胃蠕动，帮助排便和排毒，加快胆固醇的排出，有利于降低血脂。

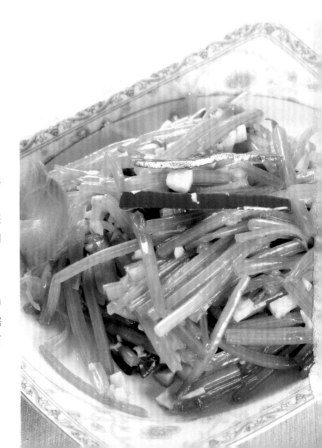